고대인으로부터 온 편지

고대인으로부터 온 편지

정신건강을 지켜내는
가장 오래된 지혜

"

약으로도, 상담으로도

해결되지 않는 당신의 고통,

고대인은 이미

정답을 알고 있었다!

"

노영범 지음

도서출판 새빛
SAEVIT

차례

1장 정신질환의 원인을 밝힌다

2장　결과에만 집착하는
　　　정신질환 치료는 실패했다

3장　고대인들은 이미 '정답'을 알고 있었다

4장 정신질환, '원인 치유' 현장

5장 　내가 정신질환 치료에 목숨 건 이유

6장 　여기, 새로운 길을 제시하다

우리들은 과연
'정상'으로 살아가고 있는가?

의학의 발전은 실로 놀랍다. 1840년대 40세 초반에 불과하던 인류의 평균 수명은 의학의 발전과 함께 꾸준히 증가했다. 21세기에 이르러서는 영국의 신생아 기대수명이 여성 80세, 남성 75세까지 늘어났으며, 4년마다 1년씩 증가하는 추세다. 인류는 이제 더 오래 살 수 있게 되었고, 더 많은 도전과 성취의 기회를 얻게 되었다.

하지만 우리는 과연 '정상적으로' 살아가고 있을까?

지난 30년간의 정신건강 통계는 충격적인 현실을 보여준다. 전 세계적으로 4명 중 1명이 일생에 한 번 이상 정신건강 문제를 경험하고 있다. 특히 젊은 층의 정신건강 악화는 심각한 수준이다. 미국인들의 정신건강 관련 응급실 방문은 2011년부터 2020년까지 두 배 가까이 늘었고, 2009년부터 2019년까지 미국의 18~25세 청년층 우울증은 63% 증가했으며, '심각한' 정신질환 비율로 볼 때, 청소년의 우울증은 2005년부터 2017년까지 52% 증가했다.

국내의 실정도 크게 다르지 않다. 2023년 국내 자살 사망자 수는 전년 대비 8.3% 증가했다. 정신응급추정군 환자수는 2014년 약 6만 4천 명에서, 2019년 8만 4천 명으로, 약 30% 늘어났다. 한국인이 수일간 지속되는 우울감을 경험하는 수치도 2022년의 30%에서, 2024년 40.2%로, 4년 새 약 10%나 증가했다.

우리는 점점 더 많은 정신과 진단을 받고, 약을 먹고, 그리고 약을 복용하는 기간이 늘어간다. 의학의 놀라운 발전으로 인해 인간의 수명은 나날이 늘어나고 있지만, 정신질환 환자들은 이상하게도 줄어들지 않는다. 오히려 늘어만 가고 있다. 이는 현대 사회가 직면한 심각한 역설을 보여준다. 의학의 발전으로 수명은 늘어났지만, 정신건강은 오히려 후퇴하고 있는 것이다. 우리는 더 오래 살게 되었지만, 과연 그 삶이 '정상적'이라고 할 수 있을까? 더 길어진 삶이 정작 불안과 우울, 스트레스로 채워진다면, 이것이 과연 우리가 꿈꾸던 진보일까? 우리 사회는, 인류는, 그리고 당신은 정말 '정상'으로 살아가고 있는가?

고대인이 보내온 메시지,
우리가 회복해야 할 것들

　나는 정신질환을 치료하는 한의사다. 정신건강의학과 전문의가 아닌, 한의사가 정신질환을 치료하는 것에 대해 많은 사람들이 의구심을 품을 수 있다. 바라건대 의구심이 들어도 이 책을 집어 든 이상, 이에 대한 의견은 서문을 읽는 동안에는 잠시 내려놓길 바란다. 이 책을 다 읽은 후에도, 그때도 나라는 한의사가 오늘날의 정신과 치료보다 더 나은 대안을 제시하지 못한다고 생각한다면, 그리고 비로소 현대사회를 살아가는 우리들이 왜 힘들어하는지를 통찰하지 못했다면, 그때는 이 책을 냄비 받침대로 써도 좋다.

　나에게는 먹자마자 우울감이 줄어드는 우울증 약, 과호흡이나 불안감이 순식간에 줄어드는 불안장애 약을 처방할 수 있는 권한은 없다. 권한이 있다고 한들, 나는 이러한 약들을 사용할 의지도 없다.

　나는 내원하는 환자마다 서사를 읽어낸다. 한 사람이 가진 삶의 역사를 읽어낸다. 불안, 산만함, 우울감이 오게 된 원인을 알아야 비로소 근본적인 치료가 가능하기 때문이다. 여기서 근본적인 치료라 함은, 약을 먹자마자 불안감이나 우울감이 사그라드는 치료를 말하는 것이 아니다. 더 이상 약을 먹지 않아도 병이 오기 전의 삶으로 돌아갈 수 있는 상태를 말한다. 이를 위해 나는 질병의 원인을 찾을 때까지 깊은 대화를 시도한다. 진맥 등의 한의학적 진단 기법은 일체 사용하지 않는다. '병이 말하는 증상'보다, '환자가 말하는 병의 원인'에만 몰입하기 때문이다. 그래서 진료 시, 환자 1명당 평균 약 30분 이상 소요되고, 어떤 환자는 1시간, 2시간의 진료 시간이 소요되는 환자도 있다.

더 많은 환자를 빠른 시간 안에 효율적으로 진료를 보는 것이 병원 경영 상태에는 훨씬 득이 되겠지만, 나는 그렇게 하지 않는다. 아니, 할 수가 없다. 나에게 오는 거의 모든 환자는 이미 5분에서 15분 동안의 진료 동안 본인의 증상을 말하고, 이 증상을 줄여주는 약을 복용하다가 탈이 난 사람들이기 때문이다.

나는 이 사람들에게 어떤 증상 때문에 힘들어하는지를 주로 묻지 않는다. 대신 이 환자의 삶을 역추적해 들어간다. 예를 들어, 지금의 불안과 우울함이 시작된 최초의 시기는 언제였는지, 그때 무슨 일이 있었는지 등을 진단하기 위해 끊임없는 질문들을 쏟아낸다.

그리고 놀랍게도 나에게 오는 거의 모든 환자의 질병 원인은 유년 시절, 부모와의 관계, 심지어는 엄마 뱃속에 있었을 때부터 시작되고 있었음을 깨달았다. 그리고 이러한 원인을 진단하고, 치료함으로써 감사하게도 많은 사람들이 새로운 삶을 살아가기 시작했다. 1년, 5년, 10년 이상 화학 약물을 복용하면서도 희망의 빛줄기조차도 볼 수 없었던 사람들이 놀랍게도 본인도 인지하지 못했던 과거의 상처를 치유하고, 다시금 일상생활로 복귀하면서 새로운 삶을 찾고 있다.

고대인들은, 그리고 한의학은 단순한 증상 치료가 아닌 병이 시작된 원인을 찾고, 이를 바로잡는 방식으로 치료해 왔다. 단, 일반 대중들에게 동의보감, 체질 등으로 알려진 현재의 한의학 또한 '병이 말하는 증상'에만 집중하고 있다. 나는 병의 원인에 집중하는 '진짜 한의학'의 비밀을 파헤치기 위해, 40년이라는 시간을 바쳤다. 그리고 드디어 그 해답을 고대인, 그리고 그들이 남긴 기록을 통해 찾아냈다.

나는 그저 그들이 남긴 처방을 따라가며, 단순히 증상을 억제하는 것이 아닌 온전한 회복을 돕고 있을 뿐이다. 다시 말해, 내가 행하는 모든 치료 행위는 결국 고대인들이 남겨놓은 정답을 제공하는 것뿐인 것이다.

나는 이러한 40년 동안의 임상동안 강렬한 한 가지를 깨달았다. 그것은 현대사회가 놀라운 기술 발전과 진보를 이루는 사이, 이러한 풍요로운 세상을 살아가는 우리들의 내면은 잠시 뒤에 남겨둔 채 달려왔다는 사실이다. 그리고 우리가 뒤도 돌아보지 않은 채, 맡겨두었던 이 내면을 되찾기 위해서는 당신이 불안하고,

불안정한 그 원인을 반드시 찾아내야 한다.

— 화학적 약물치료가 과연 정신병 치료에 가장 우수한 치료 방법
　일까?

— 화학 약물 없이는 회복할 수 없을까?

— 현대 사회에서 잃어버린 치유 원칙은 무엇일까?

— 고대인의 삶에서 배울 수 있는 회복의 길, 그리고 정상적인 세상
　은 무엇일까?

대체 우리가 살아가고 있는 이 세상은 대체 어디서부터 고장
났기에, 유례없는 풍요를 누리면서, 또 한편으로 마음의 병 환자
는 늘어만 가는 것일까? 그리고 이 환자들은 정말로 적절한 치료
를 받고 있을까?

당신은 운 좋게도 고대인으로부터 편지 하나를 받았다. 자, 이
제 당신은 고대인이 보내온 편지를 읽어볼 준비가 되었는가?

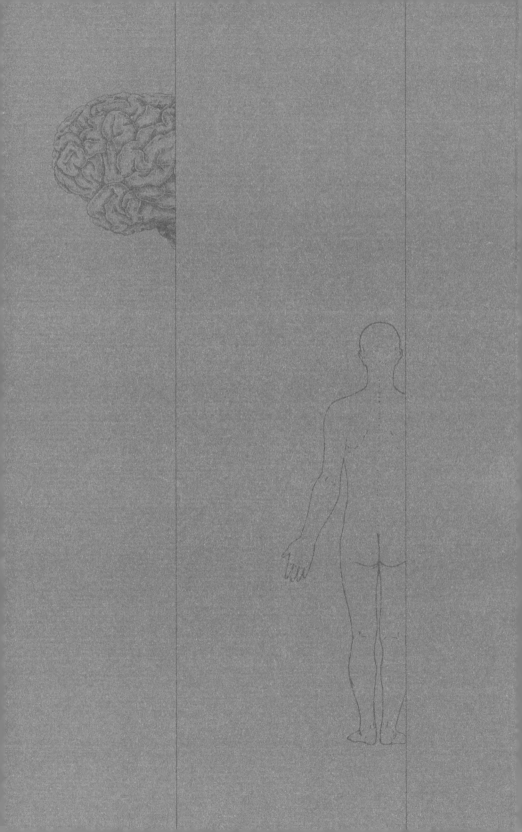

1장

정신질환의
원인을
밝힌다

"사람을 이해하지 못하는 진단은 숫자일 뿐이고,

그 숫자에 약을 던지는 건

치료가 아니라 반응일 뿐이다."

— 리타 샤런의 '서사의학이란 무엇인가' 중에서

정신질환의 씨앗은
태아기에 심어진다

현재의 정신의학은 정신질환을 주로 '뇌의 문제'로 국한하여 바라본다. 신경전달물질의 부족 또는 과잉, 유전적 요인 등으로 설명하며, 약물을 통해 이를 조절하는 것이 치료에 큰 부분을 차지하는 것이 사실이다. 그러나 정신질환의 뿌리는 단순히 환자의 뇌에서 비롯된 것이 아니다. 뇌과학적 접근도 물론 중요하지만, 정신질환은 단순히 뇌의 문제가 아니라 삶의 총체적인 환경에서 비롯된다는 점을 간과해서는 안 된다. 특히 태아기와 유년기 환경은 정신질환의 근본적인 형성과 깊은 연관이 있다.

뇌는 과학적으로 밝혀진 영역보다 밝혀지지 않은 미지의 영역이 아직 더 많다. 뇌의 신경전달물질이 불균형을 이루는 현상이 정신질환의 원인인지, 아니면 정신적 트라우마와 환경적 요인으로 인해 뇌의 신경전달물질에 변화가 생긴 것인지에 대한 논의는 여전히 진행 중이다. 하지만 한 가지 분명한 것은, 인간의 정신 건강은 단순한 생물학적 요인만으로 결정되는 것이 아니라, 태아기부터 형성된 감정적 경험과 환경적 요소가 유기적으로 결합되어 만들어진다는 점이다.

내가 태중에 있을 때, 우리 부모님은 매우 특별한 관계였다. 당시 다른 아버지들과 달리, 우리 아버지는 가족을 깊이 아끼고 어머니를 진심으로 사랑하셨다. 단아하고 아름다우셨던 어머니 역시 현명한 아내로서 아버지를 존중하며 대가족의 생활을 꾸려나가셨다.

특히 인상적인 것은 당시 흔했던 남편의 아내 경시 풍조와 달리, 아버지는 어머니를 한 인격체로 존중하셨다는 점이다. 두 분 모두 타인에게 피해를 주지 않고 선하게 살아가신 것으로 기억한다. 이처럼 나는 정서적으로 안정된 부모 관계의 혜택을 받았다.

그러나 내가 태아였을 때는 다른 이야기였다. 나의 잉태는 원치 않은 임신이었고, 이미 많은 식구로 인해 어머니는 낙태를 시도하셨다. 앞서 우리가 이야기했듯이, 태아는 어머니의 모든 감정과 상태를 그대로 전달받는다. 이러한 생존의 위기는 내 내면에 강한 생존 본능과 집요함을 심어주었다. 어떻게든 버텨 어머니를 만나겠다는 처절한 의지가 형성된 것이다.

이처럼 태교는 단순한 전통적 관습이 아니라, 실제로 한 인간의 정신적 기반을 형성하는 중요한 시기이다. 우리 선조들이 일찍이 깨달았던 이 진리는, 현대 과학을 통해서도 계속해서 입증되고 있다. 최초 흔적이 모두 한 몸에 존재하면서 3대가 동일한 생물학적 환경을 공유한다는 의미이다.

폴 블룸의 〈선악의 기원〉은 인간 본성의 진실을 태아의 기원에서 찾고 있다. 그는 공감 능력의 감퇴가 악으로 나타난다고 말한다. 태아와 어머니 사이의 공감이 이루어지지 않으면, 공감 능력이 결여된 아이가 태어날 수 있다는 것이다. 악인이 증가하는 현대사회에서 그 근원이 태아기에 있다는 사실을 주목해야 한다.

애니 머피 폴은 〈오리진〉에서 '우리의 시작은 태아였다'라고 말하며, 정신질환을 포함한 모든 질환의 시작점이 태아기에 있음을 강조한다. 더욱 놀라운 것은 마크 월린이 〈트라우마는 어떻게 유전되는가〉에서 밝힌 3대 유전의 메커니즘이다. 가족의 역사는 어머니의 임신 이전부터 시작된다. 미수정란 상태에서 우리는 이미 어머니와 외할머니의 분자 환경을 공유하고 있다. 외할머니가 어머니를 임신한 지 5개월이 되면, 태아인 어머니의 난소에는 훗날 우리가 될 전구세포가 자리 잡고 있다. 이는 어머니가 태어나기도 전에 어머니, 외할머니, 그리고 우리의 아버지 쪽에서도 마찬가지다. 우리가 될 정자의 전구세포는 할머니의 자궁 안에 태아로 있을 때부터 아버지의 몸 안에 존재한다. 이렇게 세대를 걸쳐 이어지는 악순환의 고리를 이제는 끊어내야 한다. 고르디오스의 매듭을 단호하게 끊어내듯, 잉태의 순간부터 새로운 시작을 만들어야 한다.

나는 정신질환 환자를 만나면 발생한 '원인'을 찾기 위해 환자의 전체적인 삶을 읽어낸다. 환자의 삶에 대한 서사를 경청하며, 한 사람의 원인을 찾기 위해 진료 시간은 1시간 이상 소요된다. 정신질환의 원인을 끝까지 역추적해 보면 놀라운 사실이 드러난다. 때로는 그 시작이 태아기, 그리고 유년 시절로 거슬러 올라간다는 것이다. 다시 말해, 정신질환의 출발점은 출생 이전, 모태에서부터 시작될 수 있다.

첫 번째 환자 사례를 보자. 16세 여학생의 이야기다. 그녀의 어머니는 대학 시절 원치 않는 임신을 하게 되었다. 좋아하지 않는 남자의 아이였기에 깊은 갈등에 빠졌다. 낙태할 것인가, 혹은 원치 않는 결혼을 할 것인가를 고민하는 동안 태아는 이미 불안을 경험하고 있었다. 어머니의 불안이 태아에게 고스란히 전달되어 내재화된 것이다. 결국 억지로 한 결혼은 아버지의 폭행으로 이어져 이혼으로 귀결되었다. 이후 아이는 부모 이혼에 대한 콤플렉스로 친구들에게 아버지의 부재를 숨겼고, 새아버지와 생활하면서 자신이 항상 모자라고 부족하다는 생각을 키워갔다. 원하는 바를 이루지 못할 때마다 폭식과 성적충동이 나타났으며, 불안장애, 강박증, ADHD 진단을 받아 ADHD 치료제를 복용하게 되었다. 현재는 치료를 통해 폭식과 성적 충동이 사라졌으며, 강박증도 호전되었다. (자세한 치료 방법은 3, 4장에서 설명한다.)

또 다른 사례를 살펴보자. 30대 남성 환자의 이야기다. 그의 어머니는 환자를 임신하기 전 두 차례의 유산을 경험했다. 늦은 나이에 어렵게 임신했지만, 이전의 유산 경험으로 인한 불안감이 임신 기간 내내 지속되었다. '이 아이도 유산되지 않을까'하는 노심초사 속에서, 태아는 자궁 속에서 이미 생존에 대한 불안을 경험했을 것이다. 다행히 출생했으나, 유년 시절부터 소심하고 불안한 아이로 성장했다. 고등학교 시절에는 내성적인 성격으로 또래 관계에 어려움을 겪었고, 왕따를 경험하며 내면에 분노가 쌓여갔다. 군대 제대 후 취업을 준비하던 중 세월호 사건을 뉴스로 접하게 되었고, 이를 계기로 사회공포증이 발현되었다. 2년간 수면장애와 함께 환청, 망상 증세로 고통받았으며, 조현병 진단을 받고 정신과 약물을 복용했다. 약물 중단 후 증상이 악화되었고, 평생 약물 복용을 해야 한다는 설명을 들었으나, 이를 거부하고 대안적 치료를 찾아 내원했다. 현재는 치료를 통해 환청이 사라졌으며, 장기적으로는 약물 없이도 정상적인 삶을 영위할 수 있도록 치료를 지속적으로 진행하고 있다.

고대인들은, 특히 한반도에 뿌리를 둔 우리의 선조들은 일찍이 태교의 중요성을 인식하고 있었다. 태아가 생성되는 순간부터 하나의 생명체로 인정했으며, 이는 전통적으로 나이 계산법에서도 드러난다. 엄마 뱃속 9개월을 한 살로 인정하여 나이를 계산해 온 것이다. 최근 서양식 나이 계산법으로 전환되었지만, 이는 태교의 중요성을 간과한 정책이라 생각한다. 한 살 젊어졌다는 단순한 기쁨 이면에는, 태아기의 중요성을 등한시하는 우리 시대의 모순이 존재한다.

임신한 순간부터 태아는 어머니의 자궁에서 끊임없이 교류하고 소통하는 엄연한 생명체다. 이 시기야말로 인간 '생의 기원'이자, 가장 중요한 시기라 할 수 있다. 건강한 '정상인'으로 성장하기 위해서는 태아기의 환경이 매우 중요하다.

이런 측면에서 어머니의 역할은 실로 위대하다. 임신의 후유증인 입덧은 9개월간의 극심한 차멀미와도 같은 고통임을 전하고 있다. 음식도 제대로 먹지 못하는 상황에서도 한 생명을 키워내는 과정은 그 자체로 숭고한 여정이다. 따라서 배우자는 임신 중인 아내가 심리적 동요 없이 편안함을 유지할 수 있도록 지원하는 것이 당연한 의무다. 이는 건강한 아이를 출산하기 위한 가장 기본적인 행동 수칙이다.

애니 머피폴은 〈오리진〉에서 자신의 임신 경험을 통해 태아기의 중요성을 상세히 기록했다. 그는 "임신한 여성은 숨 쉬는 공기, 먹고 마시는 음식, 느끼는 감정, 피부에 닿는 화학 물질 등 일상의 모든 것을 태아와 공유한다"라고 말한다. 태아는 자궁 속에서 '이 세상이 풍요로운가, 빈곤한가?', '안전한가, 위험한가?'를 끊임없이 생각하고 느낀다는 것이다.

특히 주목할 만한 것은 그의 다음 말이다: "인간이 태어나기 전 9개월간의 역사가 어쩌면 태어난 후 이어지는 인생보다 훨씬 흥미롭고 더 위대한 순간들을 담고 있다." 그는 현대사회가 임신한 여성에 대한 배려를 망각했다고 경고하면서, 임신 중 스트레스가 정신질환 발현과 깊은 관련이 있음을 강조한다.

더불어 그는 현대 의학이 임신을 단순히 호르몬의 문제로만 국한하는 것을 비판한다. "임신을 병리학적 상태처럼 대하고, 단순히 호르몬의 문제로 축소시켜버렸다"라며, 임신이 실제로는 매우 심오한 감정적, 심리적 경험임을 강조한다. 이는 서양 의학의 단편적 사고방식에 대한 날카로운 지적이다.

이러한 서양 학자들의 연구 결과를 인용하는 이유는 각별한 의미가 있다. 태교는 본래 동양, 특히 우리나라에서 오랫동안 이어져 온 고유한 전통문화다. 그러나 현대사회는 이를 단순한 관습이나 미신으로 치부하며 그 가치를 간과하는 경향이 있다. 따라서 서양의 과학자들이 실증적 연구를 통해 태교의 중요성을 입증한 결과들을 제시함으로써, 우리 고대인들의 지혜가 과학적 토대 위에서도 그 진가를 발휘하고 있음을 보여주고자 하였다.

하나의 아름답고 풍성한 나무를 키우기 위해서는 좋은 씨앗과 비옥한 토양, 그리고 꾸준한 물과 거름이 필요하다. 이와 마찬가지로, 한 사람의 건강하고 온전한 성장을 위해서는 올바른 마음가짐으로의 잉태, 안정적인 태교, 그리고 건강한 부모로서의 육아가 필수적이다. 이는 한 인격체를 형성하는 데 있어 결코 간과할 수 없는 중대한 과정이다.

나에게 오는 환자의 보호자들은 종종 "이 아이는 누굴 닮아서 이렇게 됐을까?"라고 말한다. 그러나 그 답은 자명하다. 자녀는 부모를 고스란히 닮아가기 마련이다. 많은 부모는 자신들의 영향력을 잊은 채, 그 책임을 다른 곳에서 찾으려 한다. 하지만 잉태 순간의 마음가짐, 태교 기간의 환경, 그리고 유년기의 양육 방식이 한 사람의 근본적인 바탕을 형성한다는 사실을 기억해야 한다.

나는 아내에게 늘 감사한 마음을 품고 있다. 특히 두 아들에 대한 태교와 육아를 완벽하게 수행하여, 그들을 건강한 정신을 가진 온전한 인격체로 키워준 것에 깊은 감사를 느낀다. 결혼 초기, 신혼여행에서 일 년간 주고받은 일기와 편지를 통해 부부 십계명을 제시했고, 그중에서도 '자녀의 거울은 부모'라는 원칙을 특히 강조했다.

우리는 잉태의 순간부터 태교의 중요성에 깊이 공감했다. 특히 아내는 나의 기대 이상으로 이를 실천했다. 사실 아내는 이미 부모님으로부터 태교의 중요성을 배워 잘 알고 있었다. 천성적으로 아이들을 사랑하는 아내는 임신을 축복으로 받아들였고, 태아를 위해 모든 정성을 쏟았다.

9개월 내내 지속된 입덧에도 불구하고, 아내는 결코 부정적인 감정을 갖지 않았다. 태아에 대한 그녀의 사랑과 헌신은 진심 그 자체였다. 임신 기간 동안 우리는 집 안 곳곳에 위인들의 사진을 붙여두었고, 아내는 일상의 모든 순간을 태아와의 대화로 채웠다. 어디를 가든 태아에게 장소와 상황을 설명하듯 이야기했고, 좋은 책을 소리 내어 읽었으며, 그다지 좋아하지 않는 클래식 음악도 태아를 위해 늘 들려주었다.

이러한 정성 어린 태교는 결실을 맺어, 우리는 정신적으로 건강하고 성품이 온화한 두 아들을 얻게 되었다. 앞서 우리가 이야기했듯이, 태아기의 경험은 한 인간의 정신 건강과 인격 형성에 결정적 영향을 미친다. 우리 부부의 경험은 이러한 태교의 중요성을 직접적으로 입증하는 살아있는 증거라고 할 수 있다.

이제 한 명의 정신질환 환자를 보는 한의사로써, 그리고 아버지로서, 나는 태교는 단순한 관습이 아닌, 한 인간의 정신적 건강과 인격 형성의 토대를 만드는 귀중한 과정이라는 것을 더욱 확신을 가지고 말할 수 있다.

심리학자 김경민은 〈대물림되는 핵심감정〉에서 '건강한 부모 훈련'의 필요성을 강조한다. 자궁 체험 등을 통해 태아기의 중요성을 심리학적 측면에서 설명하고 있다. 나는 이에 깊이 공감하며, 더 나아가 정신질환의 근본적 치료와 인류의 선순환을 위해 이를 사회 운동으로 확장할 필요가 있다고 본다.

현재 우리에게는 임신, 태교, 출산, 육아에 대한 체계적인 사전 지식이 부족하다. 전 인류의 남녀가 임신을 준비할 때는 반드시 사전 예비 교육을 받아야 한다는 게 내 개인적인 생각이다. 결혼 전 예비 부모들은 임신 전 마음가짐, 의식의 중요성, 9개월간의 태교에 대한 올바른 이해, 공감적 육아 방식, 그리고 잘못된 양육이 미치는 부정적 영향 등에 대해 교육받아야 한다. 국가와 사회가 인정하는 '건강한 부모 교육 인증서'를 발급하고, 이를 통해 출산 혜택을 대폭 제공하는 시스템을 구축하는 것이 바람직하다.

정신질환의 악순환을 끊기 위해서는 건강한 부모 교육 제도가 반드시 필요하다. 어찌보면 이는 정신질환의 의학적 치료보다 더 우선되어야 하는 사회적 제도이어야 할지 모른다. 정신질환의 완전한 치료를 위해서는 이러한 인식의 전환이 필수적이라고 확신한다. '건강한 부모 교육 훈련' 캠페인을 통한 사회운동이 그 시작점이 될 수 있을 것이다.

가정에서 시작되는 상처

　내가 만난 정신질환 환자 중 상당수가 아버지의 폭언과 폭행으로 인한 상처를 안고 있었다. 자아가 형성되기 전 겪은 폭력은 인격을 말살하고, 피해자를 열등감과 피해의식의 늪으로 몰아넣는다. 특히 음주 상태에서 아버지가 어머니를 폭행하는 모습 등을 목격한 자녀들은 깊은 적개심과 복수심을 품게 된다.

　이러한 상처는 마치 나무의 '옹이'처럼 가슴속에 단단하게 맺히며, 시간이 흐를수록 더욱 깊어진다. 결국 이들은 반사회적 성향이나 성격장애를 겪게 되는 경우가 많다. 무시당한 인격은 낮은 자존감으로 이어지고, 깊은 피해의식은 분노조절장애의 원인이 된다. 이들은 살아가면서 작은 지적이나 무시조차도 자신을 업신여기는 것으로 받아들여 과도한 분노를 표출하게 된다.

어린 시절의 아동 학대와 폭력은 한 사람의 인생 전체를 망가뜨리는 중대한 범죄다. 이는 단순한 훈육의 차원을 넘어서는 것으로, 악인을 양산하는 또 다른 형태의 범죄라고 할 수 있다. 따라서 아동 학대를 저지르는 부모들에 대해서는 엄중한 법적 처벌이 필요하다.

임상 중에 특별히 기억에 남는 환자가 있다. 30대 초반의 한 청년이 부끄러운 듯 진료실에 들어왔다. 그의 이야기는 아버지에 대한 깊은 적개심으로 시작되었다. 어린 시절부터 술에 취한 아버지의 무차별적인 폭언과 폭행에 시달렸다고 했다. 그의 아버지는 전형적인 반사회적 성격 장애의 양상을 보였다.

결정적 사건은 아버지의 폭행으로 어머니가 극단적인 선택을 시도했을 때였다. 어머니를 응급실로 모시며, 청년은 마음속에 깊은 복수심을 품게 되었다. '커서 아버지를 반드시 죽이겠다'라는 다짐은 점차 격렬한 저항으로 발전했고, 20대 초반에 이르러서는 감정 조절이 불가능한 지경에 이르렀다. 결국 분노조절장애와 함께 조증 증상이 발현되어 정신과 치료를 시작했다. 10년간의 약물 치료에도 불구하고 분노는 조절되지 않았고, 약물의 후유증으로 고통받았다.

놀랍게도 많은 부모들은 자녀에게 행하는 폭력과 학대를 '훈육'이라고 착각하고 있다. 그 이유는 간단하다. 그들 역시 어린 시절, 부모로부터 비슷한 대우를 받으며 성장했기 때문이다. 연구에 따르면, 아동기 학대를 경험한 부모일수록 자신도 모르게 동일한 방식을 자녀에게 적용할 확률이 훨씬 높다고 한다. 즉, 학대는 세대를 거쳐 반복되는 패턴이 될 수 있다.

그러나 이 환자는 남달랐다. 스스로 치유하고자 하는 의지가 강했고, 첫 진료에서부터 자신의 치료 과정을 꼼꼼히 기록한 노트를 가져왔다. 나는 그의 서사를 함께 읽어가며 깊은 공감을 느꼈고, 반드시 치료가 가능하다는 확신을 전했다.

약 1년간의 치료 과정에서 놀라운 변화가 일어났다. 조증이 사라지고 분노가 조절되기 시작했으며, 아버지에 대한 분노도 점차 엷어졌다. 기존 정신과 의사와의 상담을 통해 한약 치료의 효과를 인정받아 화학 약물도 성공적으로 중단할 수 있었다.

나의 치료 방식은 크게 세 단계로 이루어진다. 먼저 환자와의 깊은 대화를 통해 발병 원인의 서사를 파악하고, 다음으로 보호자와 함께 질병의 원인을 상세히 논의한다. 마지막으로 15일마다의 추가 진료를 진행하며 가족 전체가 참여하여 문제를 해결하고, 필요한 경우 사과와 용서의 시간을 갖는다.

특히 이 환자는 "선생님, 이상하게도 그 한약을 먹으면 가슴에서 분노가 녹아내리는 느낌입니다"라는 표현을 자주 했다. 이는 내가 여러 환자에게서 자주 듣는 말이기도 하다.

현재 그는 화학 약물을 완전히 끊었고, 아버지를 용서했으며,

취업에도 성공하여 새로운 삶을 살아가고 있다. 여전히 수시로 전화해 안부를 전하는 그의 모습에서, 증상만을 없애주는 것이 아닌, 한 사람의 삶 자체를 변화시키는 진정한 치유의 의미를 다시 한번 되새기게 된다.

많은 정신질환 환자가 부모에게 직접적인 사과를 받고 싶어 하지만, 안타깝게도 그런 일이 쉽게 일어나지 않는다. 오히려 부모가 자신의 잘못을 끝까지 인정하지 않는 경우도 많다. 하지만 부모의 사과를 받지 못하더라도, 환자 스스로 부모와의 관계를 재정립하는 것은 가능하다. 나의 치료 과정에서는 단순한 약물치료를 넘어, 환자 스스로 부모와의 관계를 이해하고, 감정적으로 독립하는 방법을 찾도록 돕는다.

또 하나의 사례를 살펴보자.

20대 중반의 한 청년이 깊은 두려움에 사로잡힌 채 진료실을 찾았다. 어린 시절부터 아버지의 폭언과 폭행에 시달렸던 그는 아버지를 '괴물'이라 표현했다. 그 시절의 기억은 너무나 고통스러워 자세한 이야기조차 꺼내기 힘들어했다.

지속된 무시와 학대로 자존감은 바닥으로 떨어졌고, 깊은 피해의식이 자리 잡았다. 미술에 대한 열정이 있었지만, 아버지에 대한 두려움으로 자신의 꿈조차 말하지 못한 채 감정을 억누르며 살았다. 낮은 자신감은 학교생활에도 영향을 미쳐 왕따와 학교폭력의 표적이 되었고, 이는 우울증으로 이어졌다.

점차 그는 사람들을 회피하고 사회생활을 기피하게 되었다. 아버지의 학대와 학교폭력의 기억이 끊임없이 떠올랐고, 그때마다 자살 충동에 시달렸다. '내 인생을 망친 사람들'에 대한 적개심만이 그의 마음을 채웠다.

기존의 화학 약물 치료로는 개선되지 않던 증상이 한약 치료를 통해 조금씩 나아지기 시작했다. 특히 가슴에 맺힌 응어리를 풀어주는 한약을 복용하면서 과거의 억울한 기억들이 점차 희미해졌다. 현재는 미래에 대한 약간의 불안감만을 호소하는 상태로 약물 감량을 시도하고 있다.

이제 남은 불안감만 해소된다면, 약물 없이도 일상생활이 가능해질 것이며 그가 꿈꾸던 미술의 길도 걸을 수 있게 될 것이다.

임상 현장에서 나는 어린 시절 아버지의 폭언과 폭행으로 평생 정신적 고통을 겪는 사례들을 수없이 목격했다. 자녀를 소유물처럼 여기며 삶을 통제하려는 부모들이 예상외로 많았다. 이러한 부모들은 자녀의 정신 건강에 돌이킬 수 없는 해를 끼친다. 물론 신체적 학대와 폭언이 가장 심각한 영향을 미치는 것은 사실이다. 그러나 많은 정신질환 환자는 '보이지 않는 학대'로도 고통받는다. 가령, 부모가 자녀에게 극단적인 완벽주의를 강요하거나, 감정적으로 차가워 사랑을 제대로 표현하지 않는 경우, 혹은 과잉보호를 통해 자율성을 빼앗는 경우도 깊은 정신적 상처를 남긴다. 심지어 '잘되라고' 행하는 체벌조차도 깊은 상처를 남긴다. 권위적인 태도, 무시하는 언행, 자존심을 훼손하는 모욕적 언사 모두가 아이의 정신 건강을 해친다.

수잔 포워드는 〈독이 되는 부모〉에서 이러한 현상을 적절히 설명한다. 그는 "대부분의 사람이 어린 시절 부모로부터 신체적 폭력, 심한 비난, 모욕적 발언, 성적 학대, 과도한 책임 강요, 과보호 등으로 인해 자존감에 상처를 받고 고통받고 있다"라고 지적한다.

특히 주목할 만한 것은 '독'이라는 그의 비유다. "부모로부터 받은 마음의 상처는 유독성 화학물질처럼 깊숙이 침투해 아이가 성장한 후에도 지속적인 고통을 주며, 그 아이가 부모가 되면 자신의 자녀에게 같은 상처를 반복한다." 이것이 바로 정신질환의 세대 간 전이, 즉 대물림의 악순환이다.

많은 환자들은 아버지의 폭력뿐만 아니라, 어머니의 감정적 불안정에도 영향을 받았다고 이야기한다. 폭력적인 가정 환경에서 어머니가 위축된 채 침묵하거나 우울증을 앓는 경우, 아이들은 어머니의 불안감을 그대로 흡수하게 된다. 결국, 어머니와의 애착 형성이 원활하지 않으면, 자녀는 정서적으로 불안정해지고 낮은 자존감을 형성할 가능성이 높다.

독이 되는 부모 밑에서 자란 이들은 공통적으로 낮은 자존감, 자기 파괴적 행동, 사랑의 불능, 삶에 대한 무력감을 보인다. 어린 시절의 상처는 성인이 된 후에도 지속되어 긍정적 자아 형성을 방해한다.

따라서 '독이 된' 부모들은 자신의 행동에 책임을 져야 한다. 뒤늦게라도 문제를 인식했다면, 진심 어린 사과와 용서를 구해야 한다. 이는 자녀가 스스로를 보호할 수 없었던 어린 시절의 상처를 치유하는 첫걸음이 될 수 있다. 가슴에 쌓인 응어리를 녹여내는 것, 그것이 바로 치유의 시작이다.

이제 이러한 부모의 학대가 아이의 정서와 뇌에 어떤 변화를 초래하는지, 과학적 관점에서 살펴보도록 하자.

요하임 바우어는 〈공감하는 유전자〉에서 충격적인 사실을 밝힌다. "가혹한 체벌과 엄격한 훈육을 받으며 자란 아이들은 정신적 장애뿐만 아니라, 전두엽의 대사 물질과 두뇌의 불안·공포 담당 영역에 변화가 발생한다." 이는 체벌과 폭력이 더 이상 훈육의 수단이 될 수 없음을 과학적으로 입증한다.

앞서 살펴본 사례들이 보여주듯, 부모의 학대와 폭력은 단순히 정신적인 충격을 주는 것이 아니라, 뇌의 구조적 변화까지 초래할 수 있다. 요하임 바우어는 〈공감하는 유전자〉에서 '가혹한 체벌을 받은 아이들은 전두엽의 대사 기능이 저하되고, 불안과 공포를 담당하는 뇌 영역이 비정상적으로 발달할 가능성이 크다'라고 지적했다. 즉, 어릴 때 받은 학대는 단순한 기억으로 남는 것이 아니라, 실제로 뇌 기능에 변화를 일으켜 성인이 되어서도 영향을 미친다는 것이다.

대신 그는 긍정적인 양육 방식을 제시한다. "인내심을 갖고 제재의 이유를 친절하게 설명하는 것만으로도 충분하다. 이러한 방식으로 가르치는 규칙은 아이의 전두엽 아래층 상부에 있는 자아 연결망의 신경 연결을 발달시킨다." 더불어 부모의 감정 상태도 중요하다. 성급하거나 신경질적인 어조, 불평 가득한 목소리는 아이에게 스트레스로 전달된다.

도나 잭슨 나카자와의 〈너무 놀라운 작은 뇌세포 이야기〉는 더욱 충격적인 사실을 전한다. 어린 시절의 스트레스는 성년기 정신질환 발병 위험을 3배나 높인다는 것이다. 특히 뇌의 면역세포인 마이크로글리아(미세아교세포)의 역할에 주목한다. 정상적으로는 뇌를 보호하는 이 세포가, 심한 정신적 충격을 받으면 오히려 뇌를 공격하는 '암살자'로 변모한다. 시냅스를 파괴하고 신경전달물질을 공격하여 뇌의 시스템을 붕괴시키는 것이다. 이로 인해 성인이 되어서도 정신질환에 취약해지고 감정 조절에 어려움을 겪게 된다.

이러한 과학적 발견들은 아동기 트라우마의 심각성을 입증하지만, 아쉽게도 근본적인 해결책은 제시하지 못하고 있다. 3,4장에서 다룰 한약을 통한 정신질환 치유 기전은 이러한 과학적 발견들과 맞닿아 있으며, 실질적인 해결책을 제시할 것이다.

부모의 '갈등'은
아이에게는 '치명적 위협'이다

부모의 갈등은 고스란히 자녀의 마음에 새겨진다. 부모들의 잦은 싸움 앞에서 아이들은 불안과 두려움, 때로는 극심한 공포를 경험한다. 부모가 다툴 때마다 자녀들은 숨죽이며 긴장 속에 떨어야 한다. 이때 아이들의 마음속에는 복잡한 감정들이 뒤엉킨다. 부모를 향한 적개심, 이별에 대한 불안감, 특히 엄마의 안위를 걱정하는 공포감이 자리 잡는다. 더욱 가슴 아픈 것은 이러한 상황에서 아무것도 할 수 없다는 무력감이다.

이처럼 안절부절못하는 상황이 지속되면서 아이들은 점점 더 큰 혼란에 빠진다. '왜 우리 집은 이럴까'하는 열등감에 시달리게 되고, 점차 집에 오는 것조차 꺼리게 된다. 이는 학교생활에도 영향을 미쳐 학업에 집중하지 못하게 되고, 때로는 친구들과 어울려 문제행동을 일으키기도 한다.

최근 많이 방영되고 있는 인기 TV 프로그램인 '이혼 숙려 캠프'에서도 부부싸움 중에 그대로 노출되는 아이의 모습을 자주 목격할 수 있다.

결국 이러한 상황은 정신적, 심리적 문제로 발전하게 된다. 특히 부모의 이혼은 자녀의 정신건강에 심각한 위험 요소가 된다. 임상경험을 통해 보면, 이혼 가정의 자녀들이 정신질환으로 발전하는 경우가 상당히 많은 것을 확인할 수 있다.

부모의 갈등이 아이에게 악영향을 미치는 것은 분명하다. 하지만 때로는 이혼이 차라리 더 나은 선택이 될 수도 있다. 연구에 따르면, 부모가 매일 갈등을 반복하는 환경에서 자란 아이들은, 차라리 부모가 평화롭게 이혼한 가정에서 자란 아이들보다 더 심각한 정신적 문제를 겪는 경우가 많다. 중요한 것은 부모의 이혼 여부가 아니라, 이혼 과정에서 부모가 자녀를 어떻게 대하느냐다.

20대 초반의 한 청년이 진료실을 찾았다. 그의 이야기는 3세 때의 부모 이혼으로 시작된다. 비록 어린 나이였지만, 그는 부모의 싸움 속에서 무의식적인 불안과 긴장을 경험했다. 이혼 후 아버지와 살게 된 그는 어머니의 부재로 인한 열등감에 시달렸다. 채워지지 않는 모성의 그리움과 공허함을 음식으로 달래기 시작했다. 미국 소아정신과 학회AACAP에 따르면, 반복적인 부모의 갈

고대인으로부터 온 편지

등을 경험한 아이들은 일반 아이들보다 불안장애, 우울증, 강박증 등의 정신질환을 겪을 확률이 3배 이상 높다고 보고되었다. 또한, 부모의 이혼 후 부모 중 한 명과의 관계가 단절된 아이들은 자아 존중감이 낮고, 대인관계 형성에 어려움을 겪는 경향이 있다고도 밝혔다.

학창 시절, 그는 스스로를 부족하고 모자란 존재로 여기며 또래 관계를 피했다. 고등학교 시절 친구들의 무시와 놀림은 그의 분노를 폭발시키는 계기가 되었다. 정신과 약물 치료를 시작했지만, 6개월 만에 체중이 40kg 증가했고, 오히려 환청과 망상이 심해졌다. 불안한 마음은 강박적인 확인 행동으로 이어졌고, 좌절할 때마다 폭식으로 공허함을 달래려 했다. 결국 학교를 자퇴하고 은둔형 생활로 접어들면서 우울증이 겹쳤고, 여러 차례 극단적인 선택을 시도했다.

요하임 바우어는 〈공감하는 유전자〉에서 출생 후 2~3년의 중요성을 강조한다. "생애 첫 2년은 갓난아이가 부모와 같은 중요한 인물들과 공생하는 시기"라고 설명한다. 이 시기에 아기는 '자신'과 '타인'을 구별하는 능력을 발달시키며, 최초의 자아가 형성된다. 부모와의 관계 경험에 따라 "사랑받을 자격이 있다고 여기는 인격" 또는 "사랑받을 가치가 없다고 느끼는 인격"으로 발달한다는 것이다.

또한, 미국 컬럼비아 대학교 출신 뇌과학자인 그리어 커센바

움은, 그의 저서 〈0~3세 기적의 뇌과학 육아〉에서 0~3세에 형성된 정서적 안정감, 스트레스 조절 능력, 애착 경험 등은 이후 평생의 정신건강, 사회성, 회복탄력성의 기초가 된다고 말한다. 이 시기의 건강한 양육은 유전적으로 스트레스에 민감한 아이도 더 회복탄력적인 방향으로 성장할 수 있게 돕는다고도 말한다.

이처럼 유아기의 부모 공감은 결정적인 중요성을 지닌다. 위 사례처럼 부모의 이혼으로 한쪽 부모의 사랑을 잃은 아이는 자신을 부족하고 모자란 존재로 인식하게 될 확률이 높다. 이러한 열등감은 자존감을 무너뜨리고, 건강한 정신 발달을 저해하는 근본적인 원인이 될 수 있다.

분석심리학의 창시자이자 정신과 의사인 카를 융은 개인의 무의식 속에 자리 잡은 콤플렉스의 본질을 설명하며, 이를 초기에 '감정에 의해 채색된 복합체'라고 명명했다. 그의 이론에 따르면, 콤플렉스는 자아와 동일시되어 결국 자아가 콤플렉스의 지배를 받게 되는 현상으로 발전한다.

이때 주목할 만한 점은 인간의 방어 기제다. 사람들은 자신의 내면에 존재하는 콤플렉스를 직면하기를 회피하고, 대신 이를 외부의 대상에 투사하여 외적인 문제로 인식하려는 경향을 보인다. 이러한 현상을 투사 기제라고 하는데, 이것이 심화되면 심각한 문제가 발생한다.

예를 들어, 투사 기제가 극단적으로 발현되면 '모든 사람이 자신을 비난한다'라고 느끼거나, 심지어 혼자 있을 때도 자신을 비난하는 소리가 들리는 환청 증상이 나타날 수 있다. 이는 곧 정신질환으로의 진행을 의미한다.

이러한 융의 통찰은 정신질환의 발생 기제를 이해하는 데 중요한 이론적 토대를 제공한다.

하임 G. 기너트는 〈부모와 아이 사이〉에서 불편한 진실을 지적한다. "우리는 정신적으로 문제가 있는 부모들만이 아이에게 해를 끼친다고 믿고 싶어 한다. 그러나 불행하게도 아이를 사랑하고 선의를 가진 부모들조차 아이를 비난하고, 창피 주고, 꾸짖고, 조롱하고, 위협하고, 매수하고, 낙인찍고, 설교하고, 훈계한다."

이러한 행동의 근원에는 말의 파괴적 힘에 대한 무지가 있다. 부모들은 자신이 어린 시절 들었던 말들을 무의식적으로 반복하게 된다. 이는 배려심의 부족이 아닌, 이해와 교육의 부재에서 비롯되는 비극적 순환이다.

따라서 기너트는 부모들에게 새로운 소통 방식을 배우도록 요구한다. 규칙을 가르칠 때는 모욕감을 주지 않아야 하며, 비판할 때는 인격을 훼손하지 않아야 한다. 칭찬은 판단이나 평가 없이 이루어져야 하고, 분노를 표현할 때도 상대의 마음에 상처를 주지 않아야 한다. 무엇보다 자녀의 감정과 지각, 의견을 있는 그대로 인정하는 법을 배워야 한다.

이러한 소통 방식의 궁극적 목표는 아이들이 스스로 자신감을 키워나갈 수 있도록 돕는 것이다. 부모의 말 한마디가 아이의 인생을 좌우할 수 있다는 점을 항상 기억해야 한다.

많은 부모들은 매일 아침 다짐한다. "오늘은 아이들과 평화롭게 지내야지. 야단도, 말다툼도, 싸움도 없이 보내야지." 하지만 이러한 다짐에도 불구하고, 원치 않은 갈등은 반복해서 일어난다.

진정한 변화를 위해서는 부모들이 자녀를 마치 귀한 손님처럼 대하는 법을 배워야 한다. 단순히 "더 많은 사랑을", "더 많은 관심을", "더 많은 시간을" 이라는 틀에 박힌 충고는 실질적인 도움이 되지 않을 수 있다. 사랑과 통찰력만으로는 부족할 수 있기 때문이다.

훌륭한 부모가 되기 위해서는 전문적인 '대화 기술'이 필요하다. 이것이 바로 '건강한 부모 교육 훈련'이 필수적인 이유다. 자녀와의 관계는 단순한 직관이나 본능만으로는 해결할 수 없는, 배움이 필요한 영역이기 때문이다. 부모들은 자녀와 대화할 때 감정적인 표현을 줄이고, '나는' 화법을 추천한다. 예를 들어, '넌 왜 이렇게 게으르니?'라고 말하는 대신, '엄마(아빠)는 네가 좀 더 일찍 일어나서 스스로 준비할 수 있으면 좋겠어'라고 표현하는 것이 아이에게 덜 공격적으로 들린다. 또한, 아이의 감정을 먼저 인정하는 것이 중요하다. '네가 속상한 마음이 들었구나'라고 먼저 공감해 준 후, 올바른 해결책을 제시하는 것이 효과적이다.

고대인으로부터 온 편지

곱게 키운 아이가
'어른아이'라는 비극으로

부모의 폭언과 폭행이 독이 되듯, 지나친 애정과 보호 역시 자녀에게 독이 될 수 있다. 최근 한 자녀 가정이 증가하면서 자녀를 '옥이야 금이야' 하며 키우는 현상이 두드러지고 있다. 이러한 '내 새끼 지상주의'는 과잉보호로 이어져 오히려 자녀의 건강한 성장을 저해한다.

부모가 모든 일을 대신해 주는 환경에서 자란 아이들은 주체성과 독립심이 결여되기 쉽다. 마치 온실 속 화초처럼 자라다 보니 적응력이 떨어지고, 대인관계나 사회성 발달에 어려움을 겪게된다. 과잉보호는 자녀의 독립성뿐만 아니라, 건강한 애착 형성에도 부정적인 영향을 미칠 수 있다. 심리학자 메리 에인스워스의 애착 이론에 따르면, 부모가 자녀에게 지나치게 간섭적이면 '불안정-의존형 애착'이 형성될 가능성이 크다. 이는 아이가 성장하면서 부모에게 과도하게 의존하거나, 대인관계에서 지나치게 불안해하는 성향을 보이게 만든다. 결국 이들은 적응장애를 겪거나, 작은 변화나 어려움에도 쉽게 불안과 두려움을 느끼는 정신적 취약성을 보이게 된다.

물론 자녀를 사랑으로 대하고 부드럽게 대화하는 것은 중요하다. 하지만 동시에 정신적으로 강인하게 키우는 것 또한 필수적이다. 이는 자녀가 가정을 벗어나 학교와 사회에서 건강하게 적응하며 살아가기 위한 필수 조건이다.

최근 이러한 과잉보호로 인한 문제가 증가하는 추세다. 이는 학교폭력의 증가나 교사와 학생 간의 갈등, 나아가 교권 침해 사태로까지 이어지고 있다. 이제 우리 부모들은 자녀를 진정으로 건강하게 키우는 방법에 대해 깊이 고민해야 할 때다.

17세의 여리고 곱게 생긴 여학생이 부모와 함께 진료실을 찾았다. 무남독녀로 애지중지 자란 그녀는 의지력과 독립심, 자립심이 부족했고 전적으로 부모에게 의존하는 모습을 보였다. 중학교 1, 2학년 시절 코로나로 인한 온라인 수업 기간에는 큰 어려움이 없었으나, 점차 사회에 대한 공포감이 자리 잡기 시작했다.

중학교 3학년 때 등교수업이 재개되면서 학교생활에 대한 긴장과 두려움이 시작되었다. 고등학교 진학을 앞두고 학원 숙제와

고대인으로부터 온 편지

입시에 대한 부담감이 가중되었고, 결국 자포자기 상태에서 게임에 몰두하게 되었다. 어머니의 간섭과 지적에 대한 반응으로 충동적 자해 행위까지 나타났다.

이에 놀란 부모는 오히려 과잉보호를 강화했고, 국가 운영 심리상담센터와 개인 심리상담센터를 전전했다. 고등학교 1학년부터는 우울증 진단을 받고 항우울제를 복용했으나, 부작용이 심각했다. 멍한 상태와 충동적 행동이 심화되었고, 학교생활 적응은 더욱 어려워졌다. 2주간의 단약 후에는 구토, 두통, 체중 감소 등 더 심각한 후유증에 시달렸다.

치료는 단계적으로 진행되었다. 우선 약물 후유증으로 손상된 신체 기능을 회복시키는 데 집중했다. 이후 가슴에 쌓인 짜증을 풀고 불안을 해소하면서, 담대하고 대담한 성격으로 변화시키는 처방을 시행했다. 약 1년간의 치료 끝에 그녀는 정상적인 생활을 되찾았다.

현재 그녀는 고등학교 3학년이 되어 학원과 학교생활에 잘 적응하며 사학과 진학을 목표로 학업에 매진하고 있다. 치료는 이미 종료되었으나, 부모의 요청으로 대학 입학까지 지속적인 관리를 하고 있으며, 때로는 인생과 진학에 관한 상담도 함께 하고 있다.

26세의 한 여성이 진료실을 찾았다. 단정한 외모에서 곱게 자란 흔적이 역력했다. 부모와 오빠의 전폭적인 보호 아래 성장한 그녀는 중학교까지 우수한 성적으로 순탄하게 학창 시절을 보냈다.

그러나 고등학교 입학 후 성적이 하락하기 시작했고, 이를 만회하기 위해 외국의 국제고등학교로 유학을 결정했다. 이 결정이 전환점이 되었다. 평생 가족의 보호 아래 지내다가 처음으로 낯선 환경에 던져지면서 불안과 공포, 두려움을 경험하기 시작한 것이다.

유학 준비 과정에서부터 어려움이 시작되었다. 자신감이 떨어진 상태에서 영어 수업을 제대로 따라가지 못했고, 다른 학생들의 비웃음을 접하면서 자존감은 급격히 하락했다. 결정적으로, 어느 날 수업 중 내면의 목소리가 들리기 시작했다. 지인들이 자신을 비난하고 질책하며 욕하는 소리였다.

결국 국제고 과정을 중도에 포기하고 귀국했다. 고등학교 1학년부터 현재까지 정신과 약물을 복용했지만, 환청은 사라지지 않았고 오히려 환시, 환촉, 환후 증상까지 발전했다.

현재 1년간의 치료로 대부분의 증상이 호전되었고, 지금은 미약한 환청만이 남아있는 상태다. 비록 아직 정신과 약을 완전히 단약하지는 못했지만, 사회생활에는 전혀 지장이 없다. 최근에는 면접에 합격하여 인턴으로 근무하며 정상적인 삶을 살아가고 있다.

이 사례는 과잉 보호된 환경에서 갑작스러운 독립이 초래할 수 있는 심리적 충격과, 적절한 치료를 통한 회복의 가능성을 보여준다.

동일한 상황에서도 개인마다 반응은 크게 다르다. 겉보기에 사소해 보이는 사건도 누군가에게는 극심한 두려움의 원인이 될 수 있다. 이러한 개인차는 각자의 대응 방식에 따라 질병의 패턴으로 분류될 수 있으며, 이 중 부모의 소위 '옹냐옹냐' 식의 육아가 발단이 된 경우를 심심치 않게 발견할 수 있었다. 이에 대한 체계적인 감별 진단은 후속 장에서 상세히 다룰 예정이다.

'피터 팬 증후군'은 신체적으로는 성인이 되었으나, 그에 따른 책임과 역할을 거부하고 정신적 어린이로 남고자 하는 상태를 일컫는다. 과잉보호 속에서 성장한 이들은 성인이 되어서도 정신적 성숙을 이루지 못한 채 의존적 성향을 보인다. 현대사회에서 흔히 볼 수 있는 '캥거루족'이 대표적인 예시다. 이들은 부모에 대한 과도한 의존으로 인해 자립심과 독립심을 갖지 못한 채 분리불안 장애를 겪는 '마마보이', '마마걸'이 되어간다. 이러한 성향은 연애와 결혼 생활에도 부정적인 영향을 미친다. 독립성이 부족한 사람들은 연애 상대에게 지나치게 의존하거나, 반대로 감정적으로 미숙해 관계 유지에 어려움을 겪는다. 또한 직장에서도 상사의 지시에만 의존하며 주도적으로 일을 해결하는 능력이 떨어지는 경우가 많다. 결국, 과잉보호 속에서 자란 아이들은 성인이 되어도 감정적으로 독립하지 못한 '어른아이'로 남을 가능성이 크다.

이러한 환자들의 부모에게 나는 단호하게 조언한다. 자녀를 평생 보호하며 살 수는 없다. 오히려 성인이 된 자녀에게는 독립성을 키워주어야 한다. 부모의 과보호는 자녀를 정신적 절름발이로 만들 수 있다. 특히 결혼을 앞둔 자녀의 삶에 일일이 간섭하는 것은 향후 고부갈등이나 장모와 사위 간의 갈등으로 이어질 수 있다.

　나는 다행스럽게도(?) 곱게 자라지는 못했다. 당시 가정 환경상 부모님은 나에게만 집중할 수 없었고, 우리는 각자 잡초처럼 스스로 버텨내고 이겨내야만 했다. 이를 통해 일찍부터 생존 본능을 터득했고, 살아남는 방법을 몸소 배웠다. 그 결과 어떤 일이든 이루고자 하는 강한 자아실현욕구와 성취욕구, 집념을 지닌 사람으로 성장할 수 있었다.

　이는 고대인들의 삶과도 궤를 같이한다. 고대인들과 그 가족들은 매일 생존의 경계를 넘나드는 삶을 살았기에, 의도치 않게 아이들을 세심하게 돌볼 여유가 없었다. 아이들은 어린 나이에 자연스럽게 좌절과 상처를 경험하며 더욱 단단한 존재로 성장해 나갔다.

　반면 현대사회의 아이들은 비나 눈이 온다고 차를 타고 등교하는 등 과도한 보호 속에서 자란다. 이로 인해 많은 이들이 연약한 정신으로 사회 초년생 시기를 맞이하게 된다. 이는 편리한 현대사회가 초래한 역설적 불행 중 하나라고 할 수 있다. 조너슨 하

　　　　　　　　　　　　　　고대인으로부터 온 편지

이트의 〈불안 세대〉에서 말하는, '현실 세계에서의 과잉보호'가 바로 그것이다.

중요한 것은 방치가 아닌 방목의 자세다. 부모와 가정은 좋은 울타리를 만들어주는 것만으로도 충분하다. 이러한 적절한 거리 두기는 아이들이 스스로의 힘으로 성장할 수 있는 토대가 된다. 과잉보호가 아닌, 건강한 방목 교육이야말로 진정한 교육의 지혜일 것이다.

부모의 욕망이 낳은 ADHD

현대에 들어와 새롭게 등장한 정신질환 중 하나가 주의력결핍 과잉행동장애ADHD이다. 스티브 잡스의 스마트폰이 손안의 세계를 선물했지만, 그 대가로 우리는 영혼을 잃어가고 있다. 통계에 따르면 성인은 하루 약 4시간, 청소년은 4~5시간을 스마트폰과 함께 보내며, 하루 평균 2,600번이나 기기를 만진다. 미국 소아과학회AAP의 연구에 따르면, 스마트폰 사용 시간이 하루 3시간 이상인 청소년들은 ADHD 증상을 보일 확률이 2배 이상 증가한다. 또한, 지속적인 SNS 사용이 도파민 분비를 왜곡시켜 충동성을 증가시키고, 주의력을 감소시키는 것으로 밝혀졌다. 이는 스마트폰 사용이 단순한 습관 문제가 아니라, 신경학적 차원에서 주의력 조절에 영향을 미칠 수 있음을 시사한다.

최근 10년간, 특히 코로나 사태 이후 인류의 행동 양식은 역사상 가장 빠른 속도로 변화하고 있다. 페이스북, 스냅챗, 인스타그램과 같은 기업들은 마케팅 차원에서 우리의 뇌를 성공적으로 '해킹'하고 있다. 이들의 목표는 단순하다. 사용자의 시간을 최대한 빼앗아 SNS에 집중하게 만드는 것이다. 특히 유아와 청소년들은 이러한 영향에 무방비로 노출되어 있다. 조너슨 하이트의 〈불안 세대〉에서 말하는 '가상 세계에서의 과소 보호'가 바로 그것이다.

스마트폰 중독은 감정과 수면에 심각한 영향을 미친다. 수면의 질이 현저히 저하되어 학생들은 수업 시간에 집중하지 못하고 멍한 상태로 졸게 된다. 이를 발견한 교사는 학부모에게 연락을 취하고, 정신건강의학과 상담을 권유한다. 대부분의 학부모는 아이를 정신건강의학과로 데려가고, 아이는 이곳에서 실시하는 체크리스트(척도평가)를 통해 ADHD 진단을 받게 될 확률이 높다. 이럴 경우, 이 아이는 ADHD 치료제라는 강력한 각성제를 복용하게 될 가능성이 크다.

ADHD 치료제 복용 후 일시적인 집중력 향상과 성적 상승을 경험하면서, 학부모들은 근본적인 원인 분석 없이 약물 치료에 의존하게 된다. 2019년 뉴잉글랜드 의학 저널NEJM에 발표된 연구에 따르면, ADHD 치료제를 장기 복용한 환자는 단약 후 우울증과 불안장애 발병률이 일반인보다 2.5배 높다. 이는 치료제가 뇌신경 전달물질 시스템을 변화시키면서, 자연적인 감정 조절 기능을 손상시킬 수 있음을 시사한다.

자녀의 날카로워지는 감정 변화는 무시한 채, 성적 향상이라는 결과에만 집중하는 것이다. 이는 ADHD 환자의 폭발적 증가로 이어지고 있으며, 일부 학부모 사이에서는 ADHD 치료제가 '성적을 올려주는 신비의 약물'로까지 회자되고 있다.

일부 의사들은 이 각성제들을 거리낌 없이 처방하고, 입시철이 되면 ADHD 치료제는 품귀 현상을 빚는다. 결과적으로 SNS 기업들과 제약회사의 무차별적 마케팅은 인류의 인성을 파괴하는 데 일조하고 있다. 우리는 이제 이러한 현상의 심각성을 인식하고, 근본적인 해결책을 모색해야 할 시점에 와 있다.

세계적인 정신과 전문의 앨런 프랜시스는 〈정신병을 만드는 사람들〉에서 충격적인 현실을 고발한다. DSM(정신질환 진단 및 통계 편람) 개정에 직접 참여한 그는, 진단 기준의 과도한 확장과 제약회사의 마케팅이 결합하여 정상인을 정신질환자로 만들어가는 현상을 양심 고백하듯 폭로한다.

ADHD 진단의 문제점을 지적하며 프랜시스는 흥미로운 통계를 제시한다. 같은 학급, 같은 해에 태어난 아이 중에서도 출생월이 늦은 아이들의 ADHD 진단율이 더 높다는 것이다. 이는 아이들의 자연스러운 발달 과정에서 나타나는 산만함이 질병으로 오진될 수 있다는 가능성을 주장한 것이다.

물론, 뇌의 기질적인 문제가 있는 아이들에게는 화학적 약물 치료가 우선일 것이다. ADHD는 단순한 행동 문제가 아니라, 실제로 신경생리학적 원인이 있는 경우도 존재한다. 치료가 필요한 기질적 ADHD 환자들이 존재하는 것은 사실이다. 그러나 단순히 아이답게 산만한 아이들이 병원에서 환자로 낙인찍히고, 강력한 각성제 처방을 받게 되는 현실은 심각한 문제다.

프랜시스 교수는 이 모든 현상의 배후에 제약회사의 마케팅 전략이 있으며, 정신과 의사들이 이를 방조하고 있다고 지적한다. 제약회사는 끊임없이 새로운 약물을 개발하고 판매해야 하는 입장에서, 진단 기준의 확대를 통한 환자층 확장을 추구한다.

그 결과는 충격적이다. 지난 10년간 소아 양극성 장애는 40배, ADHD는 3배나 증가했다. 이는 단순한 질병의 증가가 아닌, 의료 산업이 만들어낸 인위적 증가로 볼 수 있다. 프랜시스는 이러한 제약회사와 의료계의 카르텔을 끊어야 한다고 강력히 경고한다.

또한, 영국의 저널리스트 요한 하리는 〈도둑맞은 집중력〉에서 현대인의 집중력 상실에 현재의 정신의학도 한 몫을 담당하고 있다고 말한다. 정신과 의사들이 근본적인 원인 해결 대신 약물 처방에만 치중하고 있으며, 특히 미국 등 서구권에서는 ADHD 치료라는 명목하에 청소년들에게 각성제를 무분별하게 투여하고 있다고 지적한다.

오늘날 아이들은 거리나 동네에서 뛰어노는 대신 실내에서 핸드폰만 들여다보며 시간을 보낸다. 이러한 문제를 해결하기 위해서는 아이들을 스마트폰에서 떼어내 야외 활동을 장려하고, 책을 통해 상상력을 키우며, 규칙적인 수면 패턴을 확립하여 빼앗긴 집중력을 회복시켜야 한다.

15세 청소년의 사례를 통해 ADHD 치료제 남용의 위험성을 살펴보자. 유명 대학 교수인 어머니를 둔 이 학생은 4세 때 부모의 이혼을 경험했다. 고학력 어머니는 자신보다 똑똑하지 못한 아들을 끊임없이 구박했고, 과도한 학업 압박을 가했다. 잦은 대외 활동으로 직접적인 양육이 어려웠던 어머니는 보모에게 자녀를 맡겼다.

방치된 환경에서 학생은 스마트폰에 몰입했고, 이는 수면 장애로 이어졌다. 학교와 학원에서 졸음을 이기지 못하자 정신과를 찾았고, ADHD 치료제를 복용하기 시작했다. 약물 복용으로 각성 상태가 유지되어 학업 집중도는 높아졌지만, 정서적으로는 점점 더 민감해졌다. 성적 향상에 만족한 어머니와 달리, 학교에서는 친구들을 괴롭히는 등 문제 행동이 빈번해졌다.

ADHD 치료제 단약을 위해 내원한 환자는 무기력증과 각성 장애가 개선되고 정상적인 생활 패턴을 회복해 갔다. 거의 모든 ADHD 치료제 단약을 앞두고 있었으나, 어머니는 성적에 대한 집착으로 대학 입학 전까지 시험 기간에만 강한 각성을 위해

ADHD 치료제를 복용할 수 없냐며 묻기도 했다.

위 환자가 복용한 ADHD 치료제인 메틸페니데이트는 필로폰 유사 성분의 마약류 약물이다. 메틸페니데이트(리탈린, 콘서타 등)는 도파민 재흡수를 차단하여 뇌 내 도파민 수치를 인위적으로 높인다. 이는 일시적인 집중력 향상을 유도하지만, 장기적으로는 뇌의 보상 시스템을 왜곡시켜 도파민 의존도가 증가할 위험이 있다.

성인이 아닌, 어린 소아청소년들이 이러한 약물에 중독되어 가는 것을 보니, 한없이 안타깝기만 하다. 단순한 성적 향상보다 자녀의 인성 발달이 더욱 중요하다는 사실을 부모들이 깨닫기를 바란다. 아이들이 당장 좋은 성적을 받았으면 좋겠다고 생각하기 전에, 왜 아이가 공부를 잘해야 하는지, 그로 인해 우리 아이가 정녕 행복한 삶을 살아갈 수 있을지에 대한 고민이 우선이다. 당장의 학업 성취가 아닌, 건강한 정신과 인격 형성이 우리 자녀들의 진정한 미래가 될 것이다.

이러한 현실은 우리에게 중요한 질문을 던진다. 과연 현대 의학이 정의하는 '정상'과 '비정상'의 경계는 어디인가? 그리고 우리는 이러한 의료화 현상에 어떻게 대응해야 하는가?

성적에 대한 지나친 경쟁심은
자아를 잃어버리게 한다

우리나라의 교육열은 세계적으로도 유명하다. 부모들은 자녀의 조기 교육을 경쟁적으로 추구하고 있다. '남들이 하는 교육을 일찍 시작하지 않으면 우리 아이가 뒤처지지 않을까?' 하는 조바심에, 모두가 하는 교육을 따라 해야만 마음이 편해지는 것이다.

최근에는 조기 교육이 하나의 관례가 되어, 2세부터 어린이집과 유치원으로 아이들을 보내는 것이 일반화되었다. 여기에 더해 조기 영어교육은 물론, 어린 시절부터 의학 계열 진학을 목표로 하는 특별반까지 생겨나고 있다. '7세 고시'라는 이름만 들어도 섬뜩한 영유아 사교육이 활개를 치고 있다. 많은 전문가들은 이를 '학대'라고도 표현하며, 국내의 과열된 사교육 시장을 비판하고 있다. 물론 적절한 교육은 바람직하지만, 이러한 과도한 교육열은 우리 아이들에게 감당하기 힘든 스트레스를 안겨주고 있다.

얼마 전 한 초등학생 환자가 학원 스트레스를 호소하며 영어 암기 노트를 보여주었다. 내 영어 실력이 나의 또래에 비해 나쁘지 않은 수준임에도, 알아보기 힘들 정도로 난이도 높은 단어들이 가득했다. 성인도 어려워할 수준의 영어를 초등학생에게 강요하는 현실에 충격을 받았고, 그 어린 학생이 겪을 스트레스를 생각하니 안타까움을 금할 수 없었다.

이러한 현상의 배경에는 '남들이 하니까 우리 아이도 해야 한다'라는 부모들의 맹목적인 교육관이 자리 잡고 있다. 부모들은 다른 집 아이들이 하는 공부는 무조건 따라가야 한다고 여기며 자녀의 학습을 일일이 통제하고 간섭한다. 이는 필연적으로 부모와 자녀 간의 갈등을 초래한다.

더욱 우려되는 것은 이러한 상황이 가정 내 권력관계마저 뒤흔들고 있다는 점이다. 자녀의 공부를 최우선으로 여기는 부모들은 점차 자녀의 눈치를 보게 되고, 이러한 상황으로 자연스럽게 일부 청소년들은 안하무인으로 변해가기도 한다. 이는 건강한 부모-자녀 관계의 형성을 저해하는 또 다른 문제를 야기한다.

나는 직접 학교를 방문하지는 못하지만, 청소년 환자들의 이야기를 통해 오늘날 교실의 분위기를 충분히 감지하고 있다. 학생 인권과 교권 침해 문제로 인해 교사와 학생들은 서로를 경계하고 있으며, 이로 인해 교실에서는 예전의 따뜻한 정서가 사라졌다고 한다.

교사와 학생 간의 관계도 변질되었다. 서로 질문하고 대화하며 배우는 대신, 교사는 단순 지식 전달에 그치고 학생들은 이를 기계적으로 수용하는 데 그친다. 수업 중 궁금한 점을 질문하면 친구들 사이에서 왕따를 당하거나, 교사에게는 저항으로 받아들여지기도 한다. 결국 교실은 더 이상 교감이 이루어지는 공간이 아닌, 단순한 지식 전달의 장이 되어버렸다.

이제 학교에서는 오직 하나의 목표만이 존재한다. 열심히 암기하여 시험에서 좋은 성적을 받는 것이다. 인성, 윤리, 도덕과 같은 가치는 뒷전이다. 좋은 대학만 들어가면 모든 것이 해결된다는 믿음 속에, 학생들은 중간고사와 기말고사에 혈안이 되어 있다.

원하는 성적이 나오지 않거나 다른 친구보다 등수가 밀리면 심한 좌절감을 느낀다. 흥미 없는 과목의 평균을 맞추려 애쓰다가 공부 자체에 흥미를 잃고, 심지어 좋아하던 과목마저 싫어지게 되는 경우도 많다. 학생들은 등수 경쟁과 대학 진학에 대한 강박감 속에서 매일을 버티고 있는 것이다.

이러한 교육 현실은 우리 아이들의 정신건강을 심각하게 위협하고 있다. 진정한 배움과 성장이 아닌, 단순한 성적 경쟁으로 변질된 교육 현장을 보며, 우리는 과연 무엇을 위한 교육인지 다시 한번 생각해 봐야 할 때다.

공부에 타고난 재능이 없는 학생들도 부모의 기대에 부응하기 위해 안간힘을 쓴다. 하지만 노력에 비해 성적이 따라주지 않으면 깊은 열등감에 시달리고, 심한 경우 우울증과 자살 충동까지 경험하게 된다.

실제로 한국청소년정책연구원의 조사에 따르면, 청소년 자살 원인의 1위는 학업 스트레스이며, 자살을 시도한 학생의 70% 이상이 '성적 하락'을 주요 원인으로 꼽았다.

특히 초등학교 고학년부터 학업 스트레스가 급격히 증가하면서, 자해 행동이 처음 시작되는 경우가 많다. 이러한 자해는 단순한 주의 환기나 스트레스 해소를 넘어, 자신에 대한 처벌과 무기력함의 표현으로 이어질 수 있다. 따라서 학업 스트레스가 심한 학생들을 조기에 발견하고 개입하는 것이 무엇보다 중요하다.

더욱 아이러니한 것은 이러한 고통이 학업 성취도와 무관하다는 점이다. 성적이 오르지 않는 학생은 좌절감에 시달리고, 상위권 학생들은 자신의 위치를 지키기 위한 끊임없는 불안과 긴장 속에서 살아간다. 공부를 아예 포기한 학생들조차 또래에 대한 질투심으로 공격적인 성향을 보이기도 한다.

결국 우리의 교육 시스템 속에서 모든 학생이 각자의 방식으로 고통받고 있다. 공부, 성적, 대학 입시라는 삼중고는 청소년들의 정신건강을 위협하는 최대 요인이 되고 있다. 이는 단순한 개인의 문제가 아니라, 우리 사회 전체가 직면한 구조적 문제다.

OECD 국가 중 청소년 행복도가 가장 낮은 국가가 한국이라는 통계는, 우리 교육이 얼마나 학생들에게 가혹한지 보여준다. '대학 간판'이 곧 개인의 가치를 결정짓는 사회 분위기 속에서, 학생들은 공부 외에는 다른 삶의 방향을 탐색할 기회조차 얻지 못한다.

또한, 성적 경쟁이 극심한 사회에서는 협력보다는 경쟁이 우선시되며, 이는 성인이 되어서도 불안과 스트레스에 취약한 성향을 형성할 가능성이 높다. 즉, 현재의 교육 방식은 단순한 학업 부담을 넘어 우리 사회의 정신건강 전반에 부정적인 영향을 미치는 원인이 되고 있다.

어쩌면 인생에서 가장 소중한 학창 시절에, 우리는 단순한 지식 전달에만 매몰되어 순수한 영혼들이 탁해지는 현실을 지켜보고 있다. 나이가 들어 뒤돌아보면, 그 시절에 다른 교육을 받았더라면 어땠을까 하는 아쉬움이 밀려온다.

진정한 교육은 어떠해야 할까? 지식은 가장 기본적인 수준에서만 다루고, 그 대신 인간의 탄생과 성장, 삶의 진정한 의미에 대해 고민하게 해야 한다. 우리는 어떻게 살아가는 것이 잘 사는 것인지, 무엇이 가장 가치 있는 삶인지를 탐구해야 한다. 이 세상에서 자신의 역할은 무엇이며, 세상과 인류를 위해 무엇을 할 수 있는지 깊이 생각해 보아야 한다.

더불어 어떻게 하면 진정으로 헌신하고, 봉사하고, 사랑할 수 있는지, 인간의 본질에 대해 끊임없이 질문하고 사유하며 상상할 수 있는 기회를 제공하는 것이 필요하다. 이것이야말로 우리 교육이 나아가야 할 진정한 방향이 아닐까? 단순한 지식의 전달을 넘어, 인간과 삶의 본질을 탐구하는 교육이야말로 우리 아이들의 정신건강을 지키고 풍요로운 미래를 열어줄 열쇠가 될 것이다.

이는 어린 시절부터 공부, 성적, 대학이라는 좁은 틀에 갇힌 우리 교육의 병폐를 여실히 보여준다. 우리는 학생들에게 세상을 크고 넓게 바라보는 시각을 가르치지 못했고, 인간으로서 진정 중요한 가치가 무엇인지를 고민할 기회를 주지 못했다. 철학적 사유와 인문학적 성찰의 부재는 결국 우리 아이들의 정신건강을 위협하는 근본적인 원인이 되고 있다.

좁은 진료실에서 이러한 현실을 마주할 때마다, 나는 깊은 한숨을 내쉬게 된다. 우리에게 지금 가장 절실한 것은 성적과 입시를 넘어선 인문학적 교육, 삶의 본질적 가치를 탐구할 수 있는 철학적 사고의 함양이 아닐까? 우리는 더 깊은 질문들을 던져볼 수 있지 않을까? 이 세상은 어떻게 탄생했으며, 지구는 무엇으로 이루어져 있는지, 우주는 인간과 어떻게 연결되어 있는지를 고민해 보는 것이다. 우리를 둘러싼 자연, 나무, 풀, 꽃, 해와 달의 존재 의미를 탐구하며 철학적 사유의 눈을 뜨게 하는 것. 이런 상상력과 호기심을 자극하는 교육은 불가능한 걸까?

지금의 학생들은 매일 학교와 집이라는 제한된 공간에 갇혀 책에만 매달린 채, 세상을 관찰하고 상상하는 능력을 잃어가고 있다. 만약 이러한 이상적인 교육이 이루어진다면, 아마도 많은 정신질환도 예방할 수 있지 않을까?

후쿠하라 마시히로의 〈하버드의 생각수업〉은 이러한 교육의 가능성을 보여준다. 하버드 로스쿨 입시에서는 '당신 자신에 관해서 쓰시오'라는 질문을 던진다. 이는 단순한 자기소개가 아닌, '나는 누구인가?', '나는 어떤 가치관과 신조를 가지고 있는가?', '나는 무엇을 추구하는가?'와 같은 깊은 성찰을 요구하는 것이다.

우리의 교육도 이제는 대답만 요구하는 것이 아닌, 질문할 줄 아는 능력을 키워주는 방향으로 나아가야 하지 않을까? 이는 단순한 교육 방식의 전환을 넘어, 정상적이고 건강한 정신을 가진 인간을 키워내기 위한 필수적인 과제일 것이다.

겉으로는 아무런 문제가 없어 보이는 고2 여학생이 진료실을 찾았다. 우수한 성적을 유지하고 있는 모범생이었지만, 그 이면에는 깊은 상처가 숨겨져 있었다.

초등학교 6학년, 중학교 진학을 앞둔 시기부터 그녀의 고통은 시작되었다. '중학교에서도 공부를 잘 할 수 있을까?', '반드시 일등을 해야 한다'라는 압박감에 시달리며 손톱으로 살점을 뜯어내는 습관이 생겼다. 중학교 1학년 때 전교 1등을 차지했지만, 이는 오히려 더 큰 부담으로 돌아왔다. 중학교 2, 3학년 시기에는 그 성적을 유지해야 한다는 압박감에 시험 기간마다 자해 행위를 반복했다. 커터 칼로 팔뚝과 손목 안쪽을 베는 극단적인 행동으로 이어졌고, 이러한 자해 행위 없이는 오히려 집중되지 않는 악순환에 빠졌다.

고등학교에 진학한 후에도 자해는 계속되었고, 결국 정신과에서 조울증 진단을 받고 약물치료를 시작했다. 하지만 약물치료 중에도 학원에서나 시험 직전에 흥분 상태와 호흡곤란을 경험했다. 시험에 대한 압박감과 일등에 대한 강박증으로 오히려 공부에 집중하지 못하는 역설적인 상황에 처했다.

1년간의 치료 끝에 그녀는 정상적인 생활을 되찾았다. 현재는 약물치료도 중단하고 기숙학원에서 안정적으로 학업에 임하고 있으며, 여전히 상위권 성적을 유지하고 있다. 이 모든 고통은 '일등을 놓치지 않으려는 욕망'이 빚어낸 결과였다.

이 사례는 우리 교육 현장에서 벌어지는 성적 지상주의의 민낯을 적나라하게 보여준다. 겉으로 보이는 우수한 성적 이면에 감춰진 정신적 고통과 자해라는 극단적 선택이, 과연 우리가 추구해야 할 교육의 모습인지 심각하게 고민해 볼 필요가 있다.

나 역시 공부에 대한 지나친 욕심으로 몸과 마음, 건강을 모두 잃은 경험이 있다. 능력의 한계를 무시한 채 욕망에만 치달아 결국 쓰러지고 만 것이다.

6학년 시절, 반장으로서 우수한 성적을 거두며 중학교에 입학했고, 그곳에서도 상위권을 유지했다. 차멀미가 심해 희망하던 고등학교 진학을 포기해야 했지만, 다른 고등학교로부터 파격적인 제안을 받았다. 서울 명문대 진학 시 4년간 전액 장학금과 하숙비까지 지원하겠다는 것이었다.

그러나 입학 시험에서 일등을 놓친 것이 화근이 되었다. 자존심이 상한 나는 은밀히 공부방을 마련해 친구들 몰래 밤새워 공부를 시작했다. 희망했던 고등학교로 진학한 친구들의 수준을 따라잡겠다는 일념 하나로 무리한 공부를 이어갔다. 원래 허약한 체질인 데다 충분한 영양 섭취도 없이 무리하게 공부만 한 결과, 내 몸은 서서히 무너지기 시작했다.

결국 고등학교 2학년 10월 10일, 설악산 수학여행을 가는 기차 안에서 피를 토하고 쓰러졌다. 폐조직이 파괴되어 내부에 구멍이 생긴 당시로서는 사망 선고나 다름없는 병이었다. 학업은 중단되었다. 결핵요양병원인 수용소에 격리되었다가 탈출한 후, 3년간의 처절한 투병 생활이 시작되었고, 여기에 극심한 공황장애와 불면증까지 겪게 되었다.

이처럼 나의 사례는 성적 지상주의와 공부에 대한 지나친 집착이 얼마나 위험한 결과를 초래할 수 있는지 보여준다. 자신의 능력과 한계는 무시한 채 맹목적인 욕심만을 좇다가 건강을 완전히 잃어버린 것이다. 비록 이후 이 경험이 한의학으로 입문하는 계기가 되었지만, 당시의 고통은 결코 잊을 수 없다.

　이러한 나의 경험은 오늘날 성적 지상주의에 시달리는 학생들에게 하나의 경종이 되어야 할 것이다. 건강을 잃으면 모든 것을 잃는다는 진리를 나는 몸소 체험했기 때문이다.

교육의 요람이,
정신질환의 출발선으로

　학교에서 일어나는 모든 폭력은 학교폭력으로 간주하여야 한다. 학생 간의 폭력 사태, 학생에 의한 교권 침해, 교사에 의한 인권침해 등 모든 형태의 폭력이 이에 해당한다. 그러나 이러한 폭력이 반드시 물리적인 형태로만 나타나는 것은 아니다. 최근에는 언어폭력, 집단 따돌림, 온라인 괴롭힘(사이버불링) 등 다양한 방식으로 진화하고 있으며, 피해자의 정신건강에 심각한 영향을 미친다. 특히 SNS를 통한 폭력은 가해자가 직접적인 폭력을 행사하지 않으면서도 피해자의 일상을 철저히 무너뜨릴 수 있다는 점에서 더욱 교묘하고 위험하다. 이러한 학교폭력은 피해자의 가슴에 깊은 상처를 남기며, 오랫동안 정신적 고통을 안겨준다. 최근 들어

이러한 사건 사고가 더욱 빈번해지면서 심각한 사회문제로 대두되고 있다.

학교폭력의 원인은 다양하다. '내 새끼 지상주의'로 자녀만을 특별 취급하며 타인에 대한 배려를 가르치지 않은 결과일 수도 있고, 과잉보호로 인해 사회성이 결여되어 왕따가 되는 경우도 있다. 부모의 지나친 간섭과 통제로 자기주장만을 고집하다 친구들과 어울리지 못하는 경우, 부모의 과도한 기대에 부응하지 못해 생긴 열등감으로 고립되는 경우도 있다. 더 심각한 것은 가정폭력의 피해자가 학교에서 가해자로 변모하는 경우다.

특히 충격적인 것은 일부 학생들이 성인 범죄 조직처럼 집단을 이루어 한 학생을 대상으로 조직적인 폭력을 행사하는 사례들이다. 이러한 학교폭력의 피해자들은 성인이 되어서도 그 상처에서 벗어나지 못한다. 두려움과 불안으로 인한 대인공포증, 모멸감과 수치심으로 인한 대인기피증과 우울증, 때로는 적개심과 복수심으로 인한 분노조절장애까지 다양한 정신적 후유증에 시달린다.

요즘의 학교폭력은 직접적인 물리적 폭력을 넘어 SNS를 통한 간접적인 왕따로 진화했다. 단체 채팅방에서 한 사람을 집중적으로 공격하여 인격적으로 소외시키는 일이 빈번하게 발생한다. 이런 사이버 폭력의 피해자들은 자신의 문제가 온 세상에 알려졌다는 착각에 빠져 환청과 망상에 시달리며, 정상적인 생활이 불가능한 상태에 이르기도 한다. 가해자들은 자신들의 행동이 한 사람의 인생을 송두리째 앗아갈 수 있다는 사실을 인식조차 하지 못하고 있다.

나는 이런 피해자들에게 항상 조언한다. "최고의 복수는 당신이 보란 듯이 잘 사는 것"이라고. 이 세상은 인과응보의 법칙이 통한다. 가해자는 언젠가 어떤 형태로든 그 대가를 치르게 되어 있다. 남의 눈에 피눈물 나게 하는 행동은 부메랑처럼 자신에게 돌아온다는 것을 청소년들은 반드시 명심해야 한다.

최근 유명 연예인들이 과거 학교폭력 가해자로 밝혀져 낙마하는 사례들이 이를 증명한다. 학창 시절의 얄팍한 영웅심리로 저지른 괴롭힘이 주홍글씨처럼 평생을 괴롭히는 사례는 가해자와 피해자의 경계가 모호해지고, 강자가 하루아침에 약자로 전락할 수 있는 학교폭력의 비극적 현실을 보여준다. 일부 청소년들은 생존을 위해 강해져야 한다고 믿고 폭력적인 환경 속에서 살아남으려 하지만, 결국 이 과정에서 자신 역시 더 큰 폭력의 희생양이 되기도 한다. 이는 폭력의 악순환이 계속해서 반복될 수 있음을 경고하는 사례이기도 하다. 가해자에게는 사소해 보였을 행동이 피해자에게는 치명적인 상처가 될 수 있다. 인터넷이 모든 것을 기록하는 시대에서 학교폭력은 가해자에게도 평생의 걸림돌이 되고, 피해자는 일생 동안 그 상처를 안고 살아가야 한다.

따라서 작은 장난이라도 상대방에게 상처가 될 수 있는 언행은 절대 삼가야 한다. 무심코 던진 돌이 엄청난 파장을 일으킬 수 있다는 사실을, 우리는 가슴 깊이 새겨야 할 것이다.

예전 학교에서는 교사의 과도한 체벌이나 감정적 훈육이 문제였다. 나의 학창 시절만 돌아보아도 몽둥이로 무차별 구타를 하거나, 많은 학생 앞에서 인격적 모욕감을 주는 언사를 하거나, 출석부로 머리를 때리는 등의 비상식적 행위들이 있었다. 물론 이 시절 학생을 향한 교사의 물리적 및 언어적 폭행을 두둔하는 것은 절대 아니다. 그러나 그 시절에도 교사와 학생 사이에는 최소한의 정서적 유대와 존경심은 존재했다. 교사는 학생들을 더 나은 사람으로 성장시키겠다는 최소한의 직업 윤리가 있었고, 학생들은 스승에 대한 일종의 공경심을 가지고 있었다.

그러나 40년의 임상 경험을 통해 보면, 최근 들어 정신건강 문제를 호소하는 교사들이 급증하고 있다. 그들이 겪는 현실은 과거에는 상상조차 할 수 없었던 것들이다. 한 예로, 교사가 학생을 지적했다는 이유로 입에 담지 못할 욕설과 함께 거친 저항을 당하는 경우가 있다. 많은 학생 앞에서 당한 모욕감에 말을 잃은 교사들은 더 큰 충격을 받는다. 게다가 학부모들이 인권침해를 주장하며 법적 대응까지 거론하는 상황에 이르면, 교사들은 더 이상 교단에 설 용기조차 잃게 된다.

교육대학과 사범대학을 졸업하고 힘든 임용고시를 통과하여 교직에 몸담은 이들이, 이제는 깊은 우울증에 빠져 교사로서의 존재 의미마저 회의하게 되는 현실이 안타깝다. 스승에 대한 존경심이 사라지고 무시당하는 현실은 교사 개인의 고통을 넘어, 결국 그 피해는 학생들에게 고스란히 돌아가게 될 것이다.

이러한 교실의 균열은 단순한 세대 갈등이나 인권 문제를 넘어선다. 이는 우리 교육의 근간이 흔들리고 있음을 보여주는 심각한 징후가 아닐까? 교사와 학생 모두가 서로를 존중하고 배려하는 건강한 교육 환경을 회복하는 것, 이것이 우리 교육이 당면한 가장 시급한 과제일 것이다.

교실의 위기는 어디서 시작되었을까? 깊이 생각해 보면 그 뿌리는 건강한 부모 교육의 결핍과 '내 새끼 지상주의'에 있다. 부모가 교사를 무시하는 모습을 보이면, 아이들은 자연스럽게 이를 내면화하여 교사의 권위를 인정하지 않게 된다. 결국 교실에서는 교사의 역할이 축소되고, 학생들이 주도하는 무질서한 환경이 조성된다. 이는 단순히 교사 개인의 문제를 넘어, 교육의 질과 공교육 시스템 전체의 붕괴로 이어질 수 있다. 가정에서 교사를 무시하는 부모의 언행은 자연스럽게 자녀들에게 전이된다. 특히 학부모가 교사보다 학벌이 높다는 이유로 우월감을 보이면, 자녀 역시 교사를 존중하지 않게 된다.

현대 사회는 과정보다 결과만을 중시하는 풍조가 만연하다. 실력 있는 학원에 보내서 좋은 대학만 보내면 된다는 사고방식이 지배적이다. 하지만 과연 그것으로 충분할까? 좋은 성적으로 명문대학에 진학하고 좋은 직장을 얻는다 해도, 세상은 그리 단순하지 않다. 모든 것은 복잡한 인간관계 속에서 이루어지기 때문이다. 인성이 결여된 상태에서 좋은 인간관계가 형성될 가능성은 극히 희박하다.

세상을 살아보니 '콩 심은 데 콩 나고, 팥 심은 데 팥 나는' 진리를 깨닫게 된다. 최근 학생들의 교사에 대한 인신공격과 학부모의 비인격적인 민원 제기로 인해 우울증에 시달리는 교사들이 늘고 있으며, 때로는 극단적 선택으로 이어지기도 한다. 진료실을 찾는 우울증 교사의 증가는 이러한 현실을 여실히 보여준다.

물론 학생 인권 침해 문제도 여전히 존재하지만, 교권 침해는 점점 더 심각한 사회문제로 대두되고 있다. 이제는 가정에서부터 학부모들의 인식 전환이 절실히 필요한 시점이다. 가정, 학교, 그리고 사회 전반에 걸쳐 근본적인 해결책을 모색해야 한다. 이것이 바로 우리 사회 구성원들이 정신건강을 회복하고 정상적인 삶을 영위할 수 있는 출발점이 될 것이다.

50대 중반의 이 여교사는 30년 이상을 교직에 몸담아온 헌신적인 교육자였다. 어떤 교사보다도 학생들을 사랑했고 교육자로서의 자부심이 대단했다. 오히려 학생들에 대한 애착이 너무 강해 동료 교사들이 '적당히 하라'라는 충고를 할 정도였다.

그녀는 자신이 맡은 반 학생들이 최고가 되어야 한다는 신념으로, 늘 열정적으로 지도했다. 6학년 담임을 맡았을 때도 마찬가지였다. 그러나 이러한 그녀의 정성에 6~7명의 학생들이 비아냥거리며 무시하는 태도를 보였다. 자신의 열정이 받아들여지지 않는 상황에 속상한 마음으로 "너 같은 놈들에게는 수업할 수가 없다"라는 말을 내뱉고 말았다.

이 말은 곧바로 학부모에게 전달되었고, 민원은 교육청까지 올라갔다. 결국 그녀는 징계를 받았다. 그녀의 해명은 받아들여지지 않았고, 모든 책임은 교사에게 돌아갔다. 30년 동안 쌓아온 교사로서의 사명감과 자부심이 하루아침에 무너진 것이다.

휴직 상태에서 그녀는 학생들에 대한 분노에 시달렸고, 급기야 학생들이 자신을 욕하는 환청까지 듣게 되었다. 치료를 통해 증상은 호전되었지만, 더 이상 학교로 돌아갈 용기를 낼 수 없었다. 결국 교직을 사퇴하게 된 그녀는 "학교생활이 천직이자 유일한 희망이었는데…"라는 말을 남겼다.

이 사례는 현대 교육 현장의 씁쓸한 현실을 보여준다. 교사의 열정과 헌신이 오히려 독이 되어 돌아오는 상황, 교권은 무력화되고 교사는 방어적으로 변할 수밖에 없는 현실. 이는 단순히 한 교사의 비극을 넘어 우리 교육의 미래에 대한 심각한 경고가 아닐 수 없다.

18세의 고2 여학생이 전신경련을 일으키며 진료실을 찾았다. 얼굴이 씰룩거리고 눈도 제대로 뜨지 못했으며, 걸음조차 겨우 걷는 심각한 상태였다. 그녀의 고통은 중학교 시절의 학교폭력에서 시작되었다. 뒤늦은 신고로 제대로 된 해결을 보지 못한 채, 그 분노는 가슴 속에 쌓여만 갔다.

원래 문학소녀였던 그녀는 고등학교 1학년이 되어 자신의 학폭 경험을 소설로 각색해 국어 선생님께 제출했다. 선생님의 따뜻한 칭찬은 그녀에게 큰 위안이 되었고, 선생님은 그녀의 소울메이트이자 멘토가 되었다. 이를 통해 그녀는 다시 학교생활의 즐거움을 찾아갔다.

그러나 고2로 진급하면서 상황이 급변했다. 갑자기 선생님이 거리를 두기 시작한 것이다. 이유를 알고 싶었던 그녀는 자주 선생님을 찾아갔지만, 이는 오히려 역효과를 낳았다. 선생님은 그녀를 스토커로 오해하여 교권 침해로 신고하기에 이르렀다.

이 사건은 그녀에게 커다란 정신적 충격을 주었다. 단순히 오해를 풀고 싶었던 그녀의 시도는 오히려 더 큰 오해를 낳았고, 학교에서 선생님과 마주칠까 봐 불안과 두려움에 시달리며 공황발작까지 겪게 되었다. 1년간의 정신과 약물치료는 효과가 없었고, 오히려 전신경련이라는 부작용만 얻었다.

다행히 적절한 치료를 통해 그녀는 회복되었고, 꿈꾸던 대로 국문과에 수시 합격할 수 있었다. 하지만, 이 사례는 교사와 학생 간의 신뢰 관계가 얼마나 중요한지, 그리고 그것이 무너졌을 때 어떤 비극이 초래될 수 있는지를 잘 보여준다. 선의의 오해가 한 학생의 정신건강을 이토록 심각하게 위협할 수 있다는 것은, 우리 교육 현장에 깊은 성찰을 요구하는 대목이다.

17세 고2 여학생은 이른바 '일진'의 리더였다. 그러나 다른 일진 그룹의 리더와의 대결에서 예상치 못한 상황을 맞이했다. 칼을 든 상대의 위협 앞에서 그녀는 무릎을 꿇을 수밖에 없었고, 이 순간은 그녀의 삶을 완전히 뒤바꾸어 놓았다.

모욕감도 컸지만, 더 큰 상처는 그녀를 따르던 친구들이 일순간에 상대 무리로 넘어간 배신이었다. 갑자기 왕따가 된 그녀는 수치심으로 더 이상 학교에 갈 수 없었다. 특히 칼로 위협당하던 순간의 공포는 그녀를 끊임없이 괴롭혔다.

트라우마는 그녀의 일상을 완전히 마비시켰다. 상대 학생이 사는 곳과 위협을 당했던 장소에 대한 공포로 집 밖을 나서지도 못했다. 공포심, 배신감, 모욕감, 우울감이 중첩되면서 수차례 자해를 시도했다. 반강제로 진료실을 찾았을 때도, 그녀는 상대 학생이 나타날까 봐 극도의 불안 상태였다.

하루 종일 그 학생 생각에 시달렸고, 매일 밤 자신이 칼에 찔리는 악몽을 꾸었다. 정교한 치료를 통해 서서히 트라우마에서 벗어난 그녀는 고3 과정을 대체수업으로 마치고, 현재는 제과제빵 학원에서 새로운 꿈을 키우며 정상적인 생활을 되찾아가고 있다.

이 사례는 학교 폭력의 가해자가 순식간에 피해자가 될 수 있음을, 그리고 그 트라우마가 얼마나 깊고 오래갈 수 있는지를 보여준다. '일진 문화'로 대표되는 학교 내 폭력의 악순환이 한 학생의 삶을 얼마나 처참하게 무너뜨릴 수 있는지, 우리는 이 사례를 통해 다시 한번 생각해 보아야 할 것이다.

하임 G. 기너트는 〈교사와 학생 사이〉에서 교실의 분위기를 좌우하는 핵심 요소로 교사를 지목한다. "교사의 손안에는 어마어마한 힘이 쥐어져 있다. 학생들의 삶을 비참하게 할 수도, 즐거움에 넘치게 할 수도 있는 힘이다. 교사는 고문 도구도 될 수 있고, 영혼에 힘을 불어넣는 악기도 될 수 있다." 이는 교육 현장에서 교사의 역할이 얼마나 중요한지를 명확히 보여준다.

더불어 그는 교사와 학생 간 갈등 상황에서 부모의 역할에 대해서도 중요한 통찰을 제시한다. 부모는 단순히 교사의 편을 들어 권위를 세우거나, 반대로 자녀의 편만 들어서는 안 된다. 대신 양 측의 자존심을 지켜주면서 문제를 해결하는 현명한 중재자가 되어야 한다는 것이다.

결국 학교에서 발생하는 모든 폭력-학생 간 폭력, 교권 침해, 학생 인권 침해-의 근본적인 해결은 가정에서 시작된다. 부모의 적절한 교육과 중재가 첫 단추가 되어야 하며, 여기에 교사의 슬기로운 대응이 더해질 때 비로소 건강한 교육 환경이 만들어질 수 있다.

이는 학교폭력 문제가 단순히 학교만의 문제가 아니라, 가정과 학교가 함께 해결해야 할 과제임을 시사한다. 부모, 교사, 학생 모두가 서로를 이해하고 존중하며, 건설적인 해결책을 모색하는 자세가 필요한 시점이다.

성폭력은 '정서적 살인'이다.

　여성 환자들을 진료하다 보면, 과거의 성폭력 경험이 평생의 멍에가 되어 그들의 삶을 짓누르고 있음을 자주 목격하게 된다. 특히 충격적인 것은 아주 어린 시절, 인지조차 하지 못했던 순간의 성폭력까지도 선명하게 기억하고 있다는 점이다. 성장한 후에야 그 의미를 깨닫게 되면서 깊은 수치심에 시달리는 경우가 많다.

　어린 시절 가까운 친척이나 동네 어른들의 부적절한 행동은 종종 남성에 대한 혐오로 이어져 일상생활 자체를 어렵게 만든다. 한국에서 살아가는 여성 중 크고 작은 성희롱을 한 번도 경험하지 않은 이는 거의 없다고 한다. 과외 교사, 대중교통, 학교, 직장, 심지어 전혀 연고가 없는 장소에서도 이러한 피해는 발생한다.

더욱 충격적인 것은 가장 안전해야 할 공간, 가장 신뢰해야 할 사람들에 의한 성폭력 사례들이다. 친부에 의한 지속적인 성폭력, 부모를 잃은 후 의탁한 고모부의 밤마다의 괴롭힘, 종교적 집착에 빠진 어머니가 사이비 종교 지도자에게 자행한 성 상납 등, 이러한 배신의 상처는 더욱 깊다. 심지어 가해자의 가스라이팅으로 동거 관계에 빠져 마약 중독까지 이르게 된 극단적인 사례도 있다.

이러한 성폭력 트라우마는 단순한 과거의 기억이 아니라, 현재진행형으로 피해자의 삶을 좌우하는 깊은 상처가 된다. 이는 개인의 정신건강을 해치는 것을 넘어, 우리 사회가 시급히 해결해야 할 중대한 문제임을 시사한다.

성폭력은 피해 여성에게 돌이킬 수 없는 정신적 상처를 남긴다. 어린 시절이든 성인이 된 후든, 성폭력 피해자들은 심각한 정신질환으로 고통받게 된다. 수치심이라는 깊은 트라우마는 남성에 대한 단순한 혐오를 넘어 공포심, 나아가 적개심과 복수심으로까지 발전한다.

이러한 트라우마는 정상적인 이성 관계 형성을 가로막는다. 남성과의 교제 자체가 불가능해지거나, 교제를 하더라도 끊임없는 의심에 시달리며 자연스러운 스킨십조차 어려워진다. 결혼 후에도 부부관계에서 자연스럽지 못한 어색함을 호소하는 경우가

고대인으로부터 온 편지

많다.

더욱 안타까운 것은 일견 가벼워 보이는 성폭력조차도 피해자에게는 엄청난 정신적 충격이 되어, 환청과 망상으로 이어지는 경우다. 이로 인해 정상적인 일상생활조차 불가능해지는 것을 지켜보는 것은 의료인으로서도 가슴 아픈 일이다.

이는 성폭력이 단순한 육체적 폭력을 넘어 한 인간의 정신과 영혼을 파괴하는 중대한 폭력임을 보여준다. 피해자의 평생에 걸친 고통을 생각할 때, 우리 사회는 성폭력 문제에 대해 더욱 엄중한 인식과 대책이 필요하다.

25세 여성의 사례는 성폭력이 어떻게 한 사람의 삶을 완전히 뒤흔들 수 있는지 보여준다. 그녀는 중학교 1학년 때부터 20년간 외국 근무 중인 아버지를 보지 못한 채, 어머니와 언니와 함께 살았다. 남성과의 접촉이 거의 없었던 성장 환경은 자연스럽게 남성에 대한 거리감으로 이어졌다.

대학 시절에도 대인관계가 소원했고 연애 경험도 없었던 그녀는 간호학원 실습 중 남성 환자로부터 성폭력을 당했다. 신체 접촉이라는 충격적인 경험에도 불구하고, 그녀는 4개월 동안 이 사실을 누구에게도 말하지 못했다. 수치심과 부끄러움으로 가장 가까운 어머니와 언니에게조차 털어놓지 못했다.

침묵 속에서 그녀의 정신건강은 급격히 악화되었다. 불면증이 시작되었고, 점차 환청과 망상 증세가 나타났다. 자신을 비난하고 욕하는 소리가 들리기 시작했고, 사람들과의 만남도 기피하게 되었다. 처음 진료실을 찾았을 때는 정신이 나간 듯 멍한 상태로 대화조차 제대로 나누기 어려웠다.

이 사례는 성폭력이 단순한 일회성 사건이 아니라, 피해자의 정신건강과 일상생활 전반을 파괴할 수 있는 심각한 폭력임을 보여준다. 특히 취약한 성장 배경을 가진 이들에게는 그 충격이 더욱 치명적일 수 있다. 다행히 적절한 치료를 통해 그녀는 점차 현실 인식을 되찾고 정상적인 대화가 가능해졌지만, 이러한 상처의 완전한 치유까지는 더 많은 시간과 노력이 필요할 것이다.

이 환자의 부모님은 이러한 치료후기를 남겼다.

"양약도 먹어보고 다른 한의원 약도 먹어봤는데 호전되지 않았습니다. 노 원장님으로부터 근본적인 원인을 찾아서 2주에 한번씩 아이의 상태를 보며 상담과 한약 처방을 병행했습니다. 일상 생활이 힘들정도로 우울증이 심했는데, 점점 호전되더니 지금은 전처럼 의욕도 생기고, 많이 좋아져서 원장님께 감사할 따름입니다. 저처럼 힘드신분 꼭 방문해 보세요."

가해 남성들은 자신들의 행위가 얼마나 깊은 상처를 주는지 제대로 인식하지 못하는 것 같다. 그들이 단순한 장난이나 재미로 여기는 성폭력은 실상 한 여성의 인격을 살해하는 중대한 폭력이다. 성폭력이 여성에게 미치는 정신적 피해는 가히 상상을 초월한다.

한순간의 가벼운 행동이 한 여성의 일생을 무너뜨린다. 그들의 영혼을 말살하고, 꿈과 행복을 송두리째 앗아간다. 무심코 던진 작은 돌멩이가 누군가의 생명을 앗아갈 수 있듯이, 사소해 보이는 성폭력도 한 인간의 삶 전체를 파괴할 수 있다.

더욱 비극적인 것은 가해자는 아무렇지 않게 일상을 살아가는 동안, 피해자는 세상을 원망하며 고통 속에서 신음한다는 점이다. 성폭력 피해자들의 사연을 듣노라면, 같은 남성으로서 무거운 공동 책임감을 느끼지 않을 수 없다.

이제는 달라져야 한다. 어린 시절부터 철저한 성교육을 통해 남성들의 인식을 바꿔야 한다. 성희롱과 성폭력은 살인보다 더 큰 죄가 될 수 있음을, 한 번의 행동이 한 여성을 평생의 정신적 고통으로 몰아갈 수 있다는 사실을 깊이 새겨야 한다.

이는 단순한 도덕적 과제가 아닌, 우리 사회가 시급히 해결해야 할 중대한 문제다. 우리 모두가 이 문제의 심각성을 인식하고, 성폭력 없는 사회를 만들기 위해 노력해야 할 때다.

조직 사회 갈등이 만들어낸
'회피'라는 도피처

인간은 태어나 가정이라는 보호막 속에서 시작하여, 성인이 되면서 학교, 직장, 군대 등 더 큰 사회로 진출하게 된다. 부모로부터 받은 교육이 인성을 형성하고, 이는 이후 조직 사회에서의 적응 방식을 결정짓는 핵심 요소가 된다. 어린 시절 부모의 과잉보호를 받았던 사람은 조직 내에서 부당한 대우를 받을 때 저항하는 대신 회피하려는 경향을 보인다. 반대로 엄격한 가정에서 자란 사람들은 직장 내 권위적인 문화에 쉽게 순응하거나, 지나치게 공격적인 태도를 취할 수 있다.

조직 사회에서 주어지는 동일한 과제에 대해, 개인들은 각자 다른 방식으로 반응한다:

1. 심리적 부담형: 과제를 마주했을 때 지나친 긴장과 불안을 느끼며, 자신의 능력을 의심하고 끊임없이 걱정하는 유형
2. 과도한 몰입형: 주어진 업무에 지나치게 심취하여 자신의 모든 것을 투자하는 유형
3. 과잉 경쟁형: 남들보다 더 잘해야 한다는 승부욕과 경쟁심으로 자신을 몰아세우는 유형
4. 자기 비하형: 스스로의 능력을 과소평가하고 자신을 깎아내리는 유형

이러한 반응이 지나치게 극단적으로 나타날 때, 정신건강의 적신호가 켜진다. 과도한 긴장, 집착, 경쟁심, 혹은 열등감은 불안장애, 강박장애, 분노조절장애, 공황장애 등 다양한 정신질환으로 발전할 수 있다. 예를 들어, 심리적 부담형 성향을 가진 사람들은 업무 압박을 받을 때 극도의 불안을 경험하고, 이는 만성적인 공황장애로 이어질 가능성이 높다. 과도한 몰입형은 번아웃 증후군과 관련이 깊으며, 장기적으로 우울증을 초래할 수 있다.

이는 정신건강이 단순히 개인의 문제가 아니라, 어린 시절부터 이어져 온 교육과 성장 환경의 결과물임을 보여준다. 따라서 건강한 사회 구성원을 키워내기 위해서는 가정에서부터 균형 잡힌 교육과 정서적 지원이 필요하다.

조직 사회에서는 업무뿐 아니라 인간관계에서도 필연적으로

갈등이 발생한다. 조직 내에서 반복적으로 부당한 대우를 경험하면, 사람들은 문제를 해결하기보다는 피하려는 경향을 보인다. 이는 어릴 때 부모에게 자신의 감정을 표현하지 못하고 억누른 경험이 많은 사람들에게서 특히 두드러진다. 이러한 회피 경향은 직장 내 불만을 외부로 표출하기보다는 내면화하는 방식으로 작용하며, 장기적으로 우울증과 사회적 위축으로 이어질 수 있다. 상사와의 정서적 불일치, 부당한 지시, 도덕적·윤리적 갈등 등은 직장 생활을 고통스럽게 만든다. 이러한 갈등이 심화되면 출근 자체가 고통이 되고, 특히 월요일 아침이면 가슴이 답답해지고 우울해진다.

하루 중 대부분의 시간을 함께 보내야 하는 사람들과의 갈등은 큰 스트레스가 된다. '퇴사할까, 이직할까, 아니면 오늘 모든 것을 엎어버릴까' 하는 생각이 들지만, 다른 직장으로 간다고 해서 상황이 나아질 것이란 보장은 없다. 조직 생활에서 인간관계는 피할 수 없는 숙명이기 때문이다.

해결책은 외부가 아닌 내면에서 찾아야 한다. 외부 환경과 갈등 상황은 언제나 존재하기 마련이고, 사람들과의 마주침은 피할 수 없다. 중요한 것은 내가 어떻게 적응하고 성장하느냐다. 조직 내 갈등을 해결하기 위해서는 먼저 자신의 반응 패턴을 인식하는 것이 중요하다.

예를 들어, 자신이 과도한 몰입형이라면 업무와 감정을 분리하는 연습이 필요하며, 심리적 부담형이라면 자신의 불안을 객관적으로 분석하는 훈련이 필요하다. 소심하고 불안하다면 대담성을 키워 자신감을 갖는 훈련이 필요하고, 지나치게 강한 원칙과 고집이 있다면 유연한 사고방식을 기르는 노력이 필요하다. 타인의 지적과 간섭에 상처받는다면 피해의식을 극복해야 하며, 능력 부족과 열등감에 시달린다면 자존감을 키우는 연습이 필요하다.

결국 중요한 것은 가슴에 쌓인 상처를 씻어내고, '을'의 마인드에서 벗어나 건강한 자아를 확립하는 것이다. 이는 단순한 마음가짐의 변화가 아닌, 꾸준한 자기 성찰과 노력을 통해 이룰 수 있는 내면의 성장이다.

25세 남성 환자의 이야기는 오랫동안 쌓여온 상처가 군대라는 특수한 환경에서 폭발한 사례다. 20세에 입대한 그는 졸병 시절부터 부당한 대우를 받으며 적응에 어려움을 겪었고, 늘 소외된 채 지내야 했다.

상병이 되어 나온 휴가에서 그동안 억눌러왔던 감정들이 서서히 수면 위로 떠오르기 시작했다. 귀대를 앞둔 날 밤, 복귀에 대한 불안으로 잠을 이루지 못했고, 결국 군대로 돌아간 후 그동안 참아왔던 감정들이 폭발했다. 과도한 흥분 상태에서 소리를 지르고 난동을 부리는 등의 증상을 보여 군 정신병원에 입원하게 되었고 조울증에 의한 망상증 진단을 받았다.

그러나 이 환자의 문제는 군대에서 시작된 것이 아니었다. 유년 시절을 추적해 보니, 무직인 아버지와 가게를 운영하며 생계를 책임지는 어머니 사이의 잦은 갈등 속에서 자랐다. 그는 군대에서 조직 내 위계질서를 따르며 억눌린 감정을 표현하지 못했고, 결국 참아왔던 감정이 한순간에 폭발했다. 이는 과거 부모의 갈등 속에서 눈치를 보며 자란 환경과 닮아 있다. 어린 시절 억누른 감정이 특정한 환경에서 다시 발현되는 '반복 강박Repetition compulsion'의 전형적인 사례. 어린 시절부터 불안과 두려움에 시달렸고, 자살 충동까지 경험했다. 학창 시절 내내 왕따를 경험하며 열등감과 분노를 안고 살아왔다.

이처럼 한 사람의 정신질환은 단순히 현재의 스트레스나 환경적 요인만으로 발생하는 것이 아니다. 어린 시절부터 누적된 상처와 트라우마가 특정한 계기를 만나 폭발하는 것이다. 이는 정신건강 문제를 다룰 때 현재의 증상뿐만 아니라, 그 사람의 전체적인 삶의 맥락을 이해하는 것이 얼마나 중요한지 보여주는 사례다.

38세 남성의 사례는 과도한 인내가 어떻게 정신건강을 해칠 수 있는지 보여준다. 업무량도 많았지만, 완벽주의적 성향으로 밤샘 근무도 마다하지 않았다. 특히 깐깐한 상사의 끊임없는 지적과 핀잔은 그의 정신건강을 서서히 갉아먹었다. 단 한 번의 칭찬도 없이 늘 꼬투리 잡히는 상황에서, 매일 저녁 다음 날 상사를 만날 생각만으로도 가슴이 두근거리고 답답해졌다.

그의 과도한 인내는 유년 시절부터 형성된 것이었다. 6세 때 부모의 이혼을 경험했고, 어머니와 누나들과 살면서 어린 나이에 가장 역할을 해야 한다는 심리적 부담을 안고 자랐다. 홀어머니에 대한 연민으로 무조건 참는 것이 습관이 되었다.

이렇게 회사에서 억눌린 감정들은 결국 가정에서 폭발했다. 아내에게 분노를 표출하게 되었고, 불면증과 무기력감, 우울증으로 이어졌다. 적절한 치료를 통해 수면이 개선되면서 증상도 호전되었지만, 더 중요한 것은 그에게 "참는 것만이 미덕은 아니다"라는 깨달음을 주는 것이었다.

이 사례는 과도한 인내와 감정 억제가 얼마나 위험한지 보여준다. 건강한 정신을 위해서는 적절한 감정 표현과 자기 주장이 필요하다. 참는 것이 능사가 아니며, 때로는 내면의 감정을 건강하게 표출하는 것이 더 중요하다는 교훈을 준다.

현재 우리가 겪는 갈등과 고통의 근원은 대부분 유년 시절로 거슬러 올라간다. 우리의 무의식 속에 잠재된 감정들이 현재의 삶을 지배하고 있는 것이다. 진정한 치유를 위해서는 어린 시절 우리를 억압했던 기저 감정이 무엇인지 깊이 성찰해야 한다.

자신이 왜 이런 심리 상태를 갖게 되었는지에 대한 통찰이 필요하다. 정신질환의 원인별 패턴을 추적하다 보면 반드시 그 근원을 찾을 수 있다. 현재의 자신을 지배하는 정신적 원인을 발견하는 것이 바로 치유의 시작점이 된다.

이 과정은 끊임없는 자기 반성과 문제 인식, 그리고 깊은 성찰을 요구한다. 이러한 노력을 통해 우리는 점차 해답을 찾고 개선의 길로 나아갈 수 있다. 그러나 이것만으로 근본적 해결이 어려울 때는 한약 치료를 통해 인체의 비정상적 시스템을 정상화할 수 있다.

결국 완전한 치유는 세 가지 단계를 거친다. 먼저 자신의 원인을 추적하고, 그다음 그 원인을 개선하려는 자발적 노력을 기울이며, 마지막으로 패턴에 따른 근원적인 치료를 통해 근본적 치유에 도달하는 것이다. 이것이 바로 비정상적 상태에서 온전한 정상인으로 돌아가는 가장 효과적인 방법이다.

고대인으로부터 온 편지

바보야, 문제는 '인간관계'야!

"It's the economy, stupid!"(바보야, 문제는 경제야!)라는 빌 클린턴의 1992년 미국 대선 슬로건을 변주해 보면, 우리 삶의 본질은 "바보야, 결국 인간관계야!"로 요약될 수 있다.

사람은 태어나기도 전부터 이미 관계의 그물망 속에 존재한다. 과학자들은 우리의 전구세포가 이미 3대를 거슬러 올라가는 유전자 속에 담겨있음을 발견했다. 잉태되는 순간부터 어머니와 불가분의 관계를 맺고, 출생 후에는 아버지, 형제자매를 만나며 관계의 폭을 넓혀간다.

성장하면서 우리의 관계망은 끊임없이 확장된다. 가족과 친지에서 시작해 유치원의 꼬마 친구들, 학교의 선생님과 친구들, 군대의 전우들, 직장 동료들로 이어진다. 결혼은 또 하나의 큰 전환점이 되어 배우자와 새로운 가족들을 관계의 망에 더한다.

인생이란 결국 이러한 관계들의 역사다. 우리는 이 관계들 속에서 기쁨과 슬픔, 좌절과 허망함, 배신감과 억울함을 경험한다. 희노애락喜怒哀樂과 생로병사生老病死부터 이별, 원망, 소유, 번뇌에 이르기까지, 모든 인간적 경험과 고민은 결국 사람과 사람 사이에서 일어난다.

이처럼 우리 삶의 모든 측면은 인간관계와 떼려야 뗄 수 없게 얽혀있다. 경제도, 정치도, 심지어 우리의 정신건강까지도 결국은 인간관계의 문제로 귀결된다. 그래서 우리는 다시 한번 외칠 수밖에 없다. "바보야, 결국 인간관계야!"

과거 고부갈등이 주된 인간관계의 고통이었다면, 현대사회는 새로운 형태의 갈등을 낳고 있다. 다행히 시부모와 며느리 관계는 상호 독립적이고 현명한 관계 설정으로 많이 개선되었다. 이는 매우 고무적인 변화다.

하지만 새로운 형태의 고통이 등장했다. SNS를 통한 끊임없는 비교와 과시가 그것이다. 사람들은 맛있는 음식, 여행, 명품 구매 등 자신의 일상을 SNS에 올리며 끊임없이 자신을 드러내고자 한다. 이는 단순한 과시욕을 넘어 사회적 인정에 대한 갈망을 반영한다.

문제는 이러한 SNS 속 타인의 모습이 우리의 행복 기준이 되어간다는 점이다. 남들이 하는 것을 하지 못하면 뒤처졌다고 느끼고, 상대적 빈곤감에 시달린다. 이는 모두 허상이지만, 우리의 내면이 주체성과 독립성을 잃고 외부로 향해 있기에 이러한 비교의 덫에서 벗어나지 못한다.

결국 이는 심각한 정신건강 문제로 이어진다. 타인의 성공을 못 견디는 마음, 뒤틀린 심사, 상대적 박탈감은 강박증, 우울증, 무기력증으로 발전한다. 때로는 상대를 무너뜨리고 싶은 파괴적 충동으로까지 이어진다.

이 모든 현상은 결국 우리가 자신의 내면을 들여다보지 않고, 끊임없이 타인과 비교하며 살아가기 때문에 발생한다. 진정한 치유는 이러한 비교의 굴레에서 벗어나, 자신만의 고유한 가치와 행복을 찾는 것에서 시작되어야 할 것이다.

인간관계의 첫 훈련장은 가정이다. 부부간의 갈등, 부모와 자녀 사이의 갈등, 형제자매 간의 질투심 등 우리는 가족 관계 속에서 처음으로 갈등을 경험한다. 이 시기의 관계 훈련이 제대로 이루어지지 않으면, 이후 사회생활에서 더 큰 문제로 이어진다. 친구 관계의 어려움, 연인 간의 갈등, 시기와 질투, 배신으로 인한 정신적 충격이 그것이다.

삶은 또한 예기치 못한 시련을 던진다. 경제적 어려움이나 예상치 못한 사건 사고는 우리를 순식간에 절망의 나락으로 떨어뜨린다. 이러한 충격적 경험들은 깊은 트라우마가 되어 정신질환으로 이어지기도 한다.

그러나 이 모든 것이 우리 삶의 일부다. 중요한 것은 사람과의 관계를 적절히 다루고, 예기치 못한 사건 사고에도 현명하게 대처하는 능력을 기르는 것이다. 몸과 마음을 신중하게 조율하며, 매 순간 깨어있는 자세로 살아가야 한다.

결국 정상적인 삶이란, 이러한 관계와 시련의 시험대를 지혜롭게 통과해 내는 것이다. 우리에게 필요한 것은 단순한 회피나 도피가 아닌, 성숙한 대처 능력과 균형 잡힌 시각이다.

30대 여성 교사의 이야기는 깊은 상처가 어떻게 치유될 수 있는지 보여준다. 대학 시절 만난 남자 친구와의 동거 생활에서 그녀는 이용당했고, 결국 자신의 친한 친구에게 남자 친구를 빼앗기는 이중의 배신을 경험했다.

이 사건은 단순한 이별을 넘어선 깊은 상처였다. 남자 친구의 배신도 힘들었지만, 친구에게 남자 친구를 빼앗긴 모욕감은 더욱 견디기 힘들었다. 이 소문이 퍼지면서 그녀는 친구들 사이에서 외톨이가 되었고, 대인기피증과 우울증으로 발전하여 극단적인 선택 시도까지 이르렀다.

그러나 이 고통의 뿌리는 더 깊은 곳에 있었다. 유년 시절부터 부모에게 충분한 공감과 사랑을 받지 못했던 그녀는 타인에게 인정받고 사랑받고 싶은 강한 욕구를 가지고 있었다. 정신과 약물로는 겨우 버티는 정도였고 일상생활조차 어려웠다.

치료를 통해 그녀는 서서히 가슴에 쌓인 응어리를 풀어갔다. 복수심을 내려놓고 전 남자 친구와 친구를 용서하기로 결심했다. 이제 그녀는 자신을 진심으로 공감하고 지지해 주는 새로운 남자 친구를 만나 결혼을 준비하고 있다.

이 사례는 인간관계의 단절과 배신이 얼마나 큰 상처가 될 수 있는지, 그리고 그 상처가 어떻게 치유될 수 있는지를 보여준다. 진정한 치유는 용서를 통해 시작되며, 새로운 관계를 통해 완성된다는 것을 우리는 이 이야기에서 배울 수 있다.

40대 초반 여성의 사례는 한 번의 잘못된 선택이 어떤 결과를 낳을 수 있는지 보여준다. 어린 시절부터 강압적인 어머니의 심리적 압박 속에서 성장한 그녀는 가정으로부터의 탈출을 꿈꾸었다. 그리고 그 탈출구로 선택한 것이 결혼이었다.

대학 졸업과 동시에 술자리에서 만난 남자와의 충동적인 결혼. 그녀의 눈에 돈이 많고 박력 있어 보였던 남자는 실상 사업에 대한 뚜렷한 계획도 없이 10년간 재산을 탕진했다. 더 큰 문제는 의처증이었다. 매일같이 이어지는 폭언과 폭행은 그녀의 결혼생활을 또 다른 감옥으로 만들었다.

결국 10년 만에 그녀는 딸만 데리고 다시 한번 '도망'을 선택했다. 3개월 전 정식으로 이혼했지만, 남편에게 남겨둔 아들에 대한 그리움으로 매일 밤을 울며 보내고 있다.

이 사례는 어린 시절의 상처가 어떻게 성급한 판단으로 이어지고, 그것이 또 다른 고통을 낳을 수 있는지 보여준다. 한 가정의 어머니로부터 도망치려다 또 다른 가해자를 만났고, 결국 자신의 아이와 헤어져야 하는 아픔까지 겪게 된 것이다.

이는 단순한 이혼의 문제를 넘어, 우리에게 중요한 교훈을 준다. 인생의 중요한 결정은 충동이 아닌 신중한 판단으로 이루어져야 하며, 도망이 아닌 문제 해결을 통해 이뤄져야 한다는 것이다. 현재 그녀가 겪는 우울증은 이러한 선택의 누적된 결과이며, 이제는 진정한 치유와 새로운 시작을 위한 용기가 필요한 시점이다.

우종영은 〈나는 나무처럼 살고 싶다〉에서 다음과 같이 말한다.

"사람들은 말한다. 사람 사이에 느껴지는 거리가 싫다고. 하지만 나는 사람과 사람 사이에도 적당한 간격이 필요하다고 생각한다… 그 여백으로 인해 서로 애틋하게 그리워할 수가 있게 된다. 구속하듯 구속하지 않는 것, 그것을 위해 서로 그리울 정도의 간격을 유지하는 일은 정말 사랑하는 사이일수록 필요하다. 너무 가까이 다가가서 상처 주지 않는, 그러면서도 존재를 늘 느끼고 바라볼 수 있는 그 정도의 간격을 유지하는 지혜가 필요하다. 나는 나무들이 올곧게 잘 자라는 데 필요한 이 간격을 '그리움의 간격'이라고 부른다… 아무리 친한 관계라 하더라도 적절한 거리는 필요하다… 그 적당한 거리를 존중함으로써 사랑하는 사람을 아끼며 더욱 애틋할 수도 있

고대인으로부터 온 편지

고, 우리 역시 좋은 모습으로 성장할 수가 있다."

이는 불가원 불가근不可遠 不可近, 즉 '너무 멀지도 너무 가깝지도 않은' 거리의 중요성을 말한다. 마치 나무들이 서로 적당한 간격을 두고 자라야 건강하게 성장하듯, 사람과 사람 사이에도 적절한 거리가 필요하다. 너무 가까우면 서로를 구속하고 상처 줄 수 있지만, 적절한 거리는 오히려 서로를 더욱 그리워하고 소중히 여기게 만든다.

특히 가까운 관계일수록 이러한 '그리움의 간격'이 더욱 중요하다. 서로의 존재는 늘 느끼고 바라볼 수 있되, 지나친 간섭이나 구속은 하지 않는 것. 이러한 적절한 거리두기는 관계를 더욱 애틋하게 만들고 각자의 건강한 성장도 가능하게 한다.

현대사회에서 많은 정신건강 문제가 관계의 과도한 밀착이나 단절에서 비롯됨을 고려할 때, 이 '그리움의 간격'이라는 개념은 우리에게 중요한 치유의 지혜를 제공한다. 적절한 거리는 서로를 위한 배려이자, 건강한 관계를 위한 필수 조건인 것이다.

김다슬의 〈열 번 잘해도 한 번 실수로 무너지는 게 관계이다〉라는 책 제목은 인간관계의 본질을 예리하게 짚어낸다. 열 번의 선행도 한 번의 실수로 무너질 수 있는 것이 인간관계의 본질이다.

이는 마치 유리잔과 같다. 아무리 오랫동안 소중히 간직했어도 한 번의 실수로 깨지면 다시 원상태로 돌이킬 수 없다. 인간관계도 마찬가지다. 오랜 시간 쌓아온 신뢰와 우정도 한순간의 부주의한 말이나 행동으로 돌이킬 수 없이 상처받을 수 있다.

20년, 30년 쌓아온 인간관계도 단 5초 만에 무너지는 것이 인간관계이다. 항상 말과 행동을 조심해야 할 것이다. 모든 고민은 인간관계에서 비롯됨을 가슴속에 새겨야 할 것이다.

따라서 아무리 가까운 사이라도 함부로 대해서는 안 된다. 오히려 가까운 사이일수록 더욱 조심스럽게, 서로를 존중하고 배려하는 자세가 필요하다. 친밀함이 무례함의 허가증이 되어서는 안 되며, 오히려 더 큰 책임감과 세심함이 요구된다.

결국 건강한 관계를 유지하기 위해서는 일상의 작은 순간들에서도 상대방을 향한 존중과 배려를 잃지 않는 것이 중요하다. 한 번의 실수가 모든 것을 무너뜨릴 수 있다는 사실을 항상 기억하며, 관계의 소중함을 가슴에 새겨야 할 것이다.

고대인으로부터 온 편지

온전한 정신질환 치료는
환자의 서사를 읽어내는 것에서 시작된다

여기까지 글을 읽은 사람들 중 몇몇은 특이한 점을 하나 발견했을 것이다. 그것은 바로 내가 만나온 모든 환자의 증상에 귀를 기울이는 대신, 환자가 살아온 삶의 이야기를 듣고 있다는 것이다. 그리고 이를 정확하게 진단하고 치료함으로써 정신질환의 원인을 근원적으로 치료한다는 사실이다.

사람에게는 반드시 삶의 역사가 있다. 모든 이들은 각자의 이야기를 가지고 살아가며, 질병 역시 그만의 역사를 지닌다. 인간의 모든 행위에는 반드시 이야기가 있으며, 모든 결과에는 그에 따른 원인이 존재한다. 이렇게 '인간 행위와 관련되는 일련의 사건들'을 우리는 서사라고 부른다.

질병의 원인을 찾기 위해서는 반드시 개인의 서사를 추적해야 한다. 삶의 역사 속에서 질병의 원인이 드러나기 때문이다. 특히 정신질환의 경우, 서사 의학적 진단 방식으로 그 원인을 찾아 들어가야 한다. 현재 나타나는 증상을 일시적으로 가리기 위한 처방이나 약물은 결코 정신질환의 근원적 치유에 도달할 수 없다.

이를 위해서는 질병이 발생했을 당시의 상황과 원인을 철저히 추적해야 한다. 그리고 그보다 이전의 삶에서도 유사한 상황이 있었는지를 확인하는 역추적 과정이 필요하다. 이 추적은 반드시 어린 시절, 유년기까지 거슬러 올라가야 한다.

이처럼 한 사람의 삶 전체를 아우르는 서사적 접근만이 정신질환의 진정한 치유를 가능하게 한다. 현재의 증상은 단순한 결과일 뿐, 그 뿌리는 항상 과거의 이야기 속에 숨어있기 때문이다.

40여 년간 수많은 정신질환 환자를 치료하면서, 나는 그들의 발병 원인이 실로 다양하게 나타남을 보았다. 환자들이 들려주는 사연은 마치 한 편의 영화나 소설처럼 펼쳐진다. 때로는 상상을 초월하는 충격적인 사건도 있지만, 반대로 '이런 사소한 일로도 정신질환이 될 수 있나?' 싶을 정도로 작은 계기도 있다. 이를 통해 인간의 삶이 얼마나 다채롭고 복잡한지를 늘 실감하게 된다.

그러나 이처럼 다양한 사연들을 압축해 보면, 대부분 인간관계에서 비롯됨을 알 수 있다. 인간 욕구의 근원이자 모든 고민의 출발점이 바로 인간관계인 것이다. 구체적으로는 부부간의 갈등,

고대인으로부터 온 편지

부모와 자식 간의 갈등, 고부간의 갈등, 학교에서의 교우관계 문제, 직장에서의 상사 및 동료와의 갈등 등 사회적, 대인 관계적 갈등이 정신질환의 주된 원인이 된다.

결국 중요한 것은 외부 자극에 대한 개인의 대응 방식이다. 같은 상황에서도 어떤 이는 무너지고, 어떤 이는 이겨내는 것을 보면, 문제의 핵심은 외부가 아닌 자신의 내면에 있음을 알 수 있다. 이는 정신질환의 치료가 단순히 증상 완화가 아닌, 내면의 근본적인 변화를 통해 이루어져야 함을 시사한다.

정신질환의 뿌리는 대부분 유년기나 학창 시절의 경험에서 발견된다. 부모의 잦은 싸움으로 인한 불안과 두려움, 아버지의 음주와 폭력, 어머니의 과도한 간섭과 통제, 아버지의 외도로 인한 가정불화, 부모의 이혼이나 별거로 인한 불안정한 생활 등 가정환경에서 비롯된 상처들이 많다. 여기에 어린 시절의 성폭력이나 성폭행 경험, 학교에서의 왕따나 학교폭력, 형제간 차별 대우 등의 트라우마가 무의식 세계에 깊이 각인된다.

심리학자 매슬로는 이러한 정신질환의 발생 메커니즘에 대해 중요한 통찰을 제공한다. 그에 따르면, 단순한 갈등이나 좌절 자체가 정신질환을 일으키는 것이 아니라, 이러한 경험이 개인의 기본적 욕구나 부분적 욕구를 위협하거나 저지할 때 병리 현상으로 이어진다고 한다.

특히 주목할 점은 같은 위협과 저지 상황에서도 개인의 반응이 절대적으로 작용한다는 것이다. 즉, 외부에서 주어지는 역동적 상황에 대해 개인이 가진 기저 심리에 따라 정신질환의 발생 여부가 결정된다는 것이다. 이는 정신질환의 치료에 있어 개인의 내면 세계를 이해하고 접근하는 것이 얼마나 중요한지를 보여준다.

임상 현장에서 정신질환의 원인을 추적하다 보면, 그 뿌리가 유년기에서부터 형성되어 있음을 발견하게 된다. 가정에서 부모와의 관계 속에서 이미 정신질환의 근원이 잠재의식 속에 자리 잡기 시작하는 것이다.

이후 성장 과정에서 학교, 회사, 군대, 사회생활을 하며 겪게 되는 갈등과 좌절에 대한 개인의 대응 방식에 따라 정신질환으로 발전하게 된다. 더욱 놀라운 것은 이러한 원인을 역추적해 보면, 때로는 모태에서부터 그 시작을 발견할 수 있다는 점이다. 엄마의 자궁 속에서 태아는 이미 어머니의 생각과 감정을 그대로 흡수하며, 이것이 무의식에 잠재되어 인격 형성에 영향을 미치는 것이다.

이러한 관점에서 볼 때, 건강한 부모 교육은 단순한 양육 지침이 아닌 정신질환 예방과 치유의 근본적인 해결책이 될 수 있다. 우리가 진정으로 정신건강 문제를 해결하고자 한다면, 임신 순간부터 시작되는 부모 교육과 인식 개선에 더 많은 관심을 기울여야 할 것이다.

정신질환의 발생 과정은 모태에서부터 시작된다. 무의식에 잠재된 의식이 점차 인체의 불균형을 초래하고, 이러한 비정상적 상태에서 외부의 갈등이나 좌절이 위협으로 다가올 때 정신질환이 발현되는 것이다.

장기간에 걸쳐 무의식에 축적된 콤플렉스는 결국 인체 시스템의 붕괴를 가져온다. 인체는 생화학적 물질로 구성되어 있기에, 이러한 붕괴는 연쇄적인 반응을 일으킨다. 먼저 생화학적 시스템이 무너지고, 이어서 인체 기전이 파괴된다. 자율신경계와 호르몬 대사 기능에도 이상이 생기며, 결국 인체의 항상성마저 상실하게 된다. 이러한 상태에서는 작은 외부 자극에도 쉽게 정신질환으로 발전하게 된다.

따라서 근본적 치유를 위해서는 내분비 기능과 자율신경계 조절 기능이 무너진 원인을 제거해야 한다. 나는 단순히 화학 약물을 투여하거나 심리요법만으로는 완전한 치유에 한계가 있다고 주장한다. 생화학적, 유기적 시스템이 무너진 상태에서는 이러한 접근이 근본적 해결책이 될 수 없기 때문이다.

이런 맥락에서 생약 복합처방의 의미가 있다. 생화학적 약물로 구성된 한약은 인체의 생화학적 반응을 통해 시스템을 정상화시킬 수 있다. 오랜 세월 동안 형성된 불균형을 바로잡아, 인체가 본래의 건강한 상태를 회복할 수 있도록 돕는 것이다.

생화학적 약물은 인체의 생화학적 정상 반응을 유도하여 비정상적인 인체 시스템을 정상화시킨다. 이는 불균형 상태에 있던 인체의 기전을 바로잡는 과정으로 이어진다.

이러한 과정을 통해 인체가 본래 가지고 있던 자연 치유력과 회복탄력성이 되살아나게 된다. 그 결과 인체는 몸과 마음, 나아가 영혼까지 정상 상태를 회복하게 되고, 이에 따라 부차적이고 지엽적이었던 정신질환의 증상들이 자연스럽게 사라지게 된다.

이처럼 인체의 근본적인 균형을 회복시키는 것이야말로 정신질환을 근원적으로 치유할 수 있는 유일한 방법이다. 단순히 증상을 완화하는 것이 아닌, 인체 전체의 균형을 되찾음으로써 진정한 치유에 도달할 수 있는 것이다.

최진석 교수는 〈인간이 그리는 무늬〉에서 인간의 동선을 통찰하는 것의 중요성을 강조한다. 인간의 활동을 가장 높은 차원에서 개괄적으로 이해해야 한다는 것이다. 특히 인간관계 속 갈등 상황에서 나타나는 개인의 동선을 추적하고, 이를 높은 차원에서 궁금증과 상상력을 동원하여 통찰해야 한다. 결국 인간관계 속에서 발생하는 갈등의 원인을 읽어내는 능력이 필요한 것이다.

그는 〈탁월한 사유의 시선〉에서 더 나아가 철학의 본질을 설명한다. 인간의 동선을 파악한 후 가장 높은 차원에서 생각하는 것이 철학이며, 이는 단순한 이론이나 지식이 아닌 '경험'이자 '활동'이라는 것이다. 철학은 근본적이고 가장 높은 차원에서 세상과 사람을 사유하는 능력을 의미한다.

이러한 관점은 정신질환의 이해와 치료에도 중요한 시사점을 준다. 환자의 몸과 마음의 동선을 따라가며, 왜 이러한 움직임과 심리적 활동을 하게 되었는지 그 근원적 원인을 사실적이고 구체적으로 사유해야 한다. 특히 대인관계에서 발생하는 갈등 속에서 환자가 보인 반응과 대응의 이유를 높은 시선의 철학적 사유로 파악하고, 궁금증과 상상력을 동원하여 전략적으로 구체화해야 한다.

이는 단순히 증상을 관찰하고 진단하는 것을 넘어, 한 인간의 삶 전체를 깊이 있게 이해하고 해석하는 작업이다. 이러한 철학적 접근만이 정신질환의 진정한 원인과 해결책을 찾을 수 있게 해줄 것이다.

정신질환에서는 다른 어떤 질병보다도 '원인'을 찾는 것이 중요하다. 환자가 자신의 정신적 문제의 원인을 이해하게 되면, 스스로 그 원인을 개선해 나갈 수 있는 힘을 얻게 되기 때문이다.

현재 자신이 겪고 있는 대인관계의 갈등 속에서 왜 특정한 방식으로 대응하게 되었는지, 왜 이러한 정신질환이 발생하게 되었는지를 이해하는 것이 중요하다. 어린 시절과 유년기를 돌아보면서 자신의 내면에 잠재된 콤플렉스를 발견하고 인지하게 되는 것이다. 자신의 질병이 발생하게 된 서사를 읽어냄으로써, 스스로 그 원인부터 개선해 나갈 수 있게 된다.

단순히 결과만을 아는 것과 원인을 아는 것은 엄청난 차이가 있다. 그래서 정신질환의 치료에서는 환자와의 깊은 대화를 통해 반드시 그 원인을 찾아내야 한다. 환자가 자기 문제의 원인을 인지하게 되는 순간, 치료는 이미 절반을 성공한 것이나 다름없다.

이는 마치 어두운 방에 불을 켜는 것과 같다. 자기 문제의 원인을 이해하게 되면, 그동안 보이지 않았던 해결책이 서서히 드러나기 시작하는 것이다.

나는 모든 환자의 서사를 읽어낸다. 한 사람의 삶의 역사를 통해 질병의 원인을 찾아가는 것이다. 이를 위해 한 시간 이상, 때로는 그 이상의 시간 동안 깊은 대화를 나눈다.

우선 환자와의 단독 면담이 필수적이다. 다른 가족이 함께 있으면 환자가 자신의 이야기를 솔직하게 털어놓지 못할 수 있기 때문이다. 환자와의 적절한 원인 추적이 끝나면, 그때야 보호자를 불러 삼자대면을 진행한다. 이 과정에서 의사는 마치 범인을 찾는 명탐정이나 프로파일러가 되어야 한다.

보호자와의 면담에서는 환자의 주관적 서사에 객관성을 더한다. 가족이 바라본 환자의 모습, 그들이 관찰한 상황들을 추적하는 것이다. 이는 매우 중요한 과정이다. 정신질환은 결코 환자 한 사람의 문제가 아니라 가족 전체에서 파생된 질병이기 때문이다. 앞서 살펴보았듯이, 이는 모태에서 시작되어 유년기를 거치며 형성된다.

가족으로부터 시작된 정신질환의 원인을 퍼즐을 맞추듯 완벽하게 설명해 나가는 것, 그것이 바로 치료의 시작이다. 원인을 찾았다면 이제 정해진 프로세스를 따라 근원적 치유로 나아갈 수 있다. 이에 대한 구체적인 내용은 앞으로 다룰 예정이다.

이처럼 정신질환의 치료는 단순한 증상 관리가 아닌, 한 사람의 인생 전체를 이해하고 해석하는 총체적인 접근을 필요로 한다.

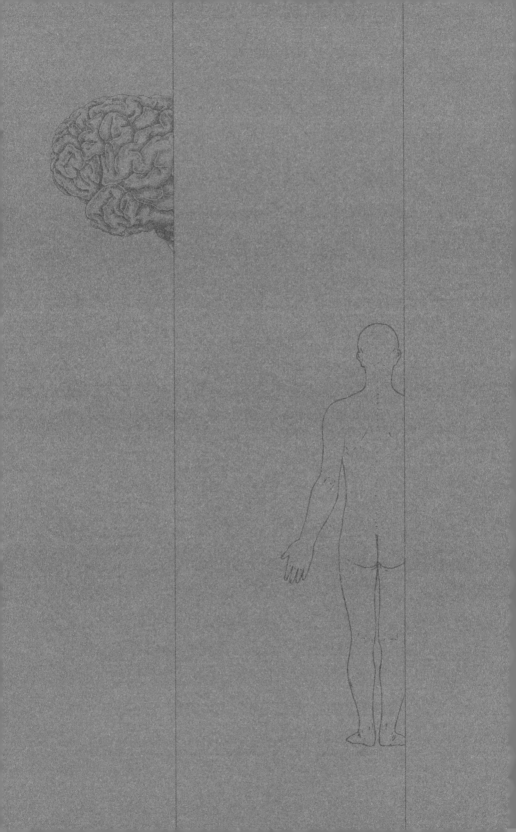

2장

결과에만 집착하는 정신질환 치료는 실패했다

"정신의학은 인간을 뇌로 축소시켰고,

약은 인간의 이야기를 지워버렸다."

— 로버트 휘태커의 '약이 병이 되는 시대' 중에서

'증상의 체크'로는
근원적인 치료에 도달할 수 없다

    오늘날 병원에서는 익숙한 풍경이 반복된다. 환자가 증상을 호소하면 곧바로 검사가 시작되는데, 이는 주로 현재 호소하는 부위나 증상에 국한된 국소적인 검사다. 정신과 질환의 경우에도 SCL 검사나 뇌파 검사 등 증상과 뇌 기능만을 확인하는 국소적 검사에 그친다.

    이러한 검사들은 오직 증상의 경도와 형태에만 집중한다. 어떤 원인으로 이러한 증상이 나타났는지, 환자의 삶 속에서 이 증상이 어떻게 발현되었는지에 대해서는 깊이 있게 살펴보지 않는다. 결국 증상의 원인이 아닌, 결과만을 바라보고 있는 것이다.

대부분의 환자는 5분에서 15분이라는 짧은 진료 시간 동안 자신의 증상을 설명하고, 그에 따른 일시적 증상을 완화 시킬 수 있는 처방전을 받아 든다. 물론 모든 의료 현장이 이러한 것은 아니겠지만, 대다수의 환자가 이러한 과정을 거치고 있는 것은 누구나 알고 있는 사실이다.

　특히 정신질환에서 이러한 접근의 한계는 더욱 분명해진다. 현재까지 정신질환의 생물학적 진단 방법은 존재하지 않는다. 단순한 검사만으로 정신질환을 제대로 진단할 수 없다는 뜻이다. 정신질환은 생물학적으로 진단할 수 없는 질환임에도, 현대 의학은 이를 뇌의 문제로만 국한시키려 한다. 인간이 육체와 정신을 동시에 가진 유기체적 존재임에도 불구하고, 정신의 문제조차 신체적 증상으로만 해석하려 하는 것이다.

　정신과에서 이루어지는 진단 체크리스트(척도평가)와 그에 따른 약물 처방은 이러한 한계를 잘 보여준다. 일정 점수 이상이면 정신질환으로 진단하고, (간단히 설명하면) 뇌에 필요한 약물을 투여하는 방식이다. 하지만 뇌 역시 인체의 일부일 뿐이며, 정신질환은 전체적인 문제에서 비롯되는 현상임을 간과하고 있다.

　인체는 몸과 마음이 불가분의 관계에 있다. 따라서 정신질환은 인체 전체 시스템의 붕괴로 인해 뇌 기능이 무너진 결과로 보아야 한다. 그런데도 현대 의학은 이러한 근본적 원인은 찾지 않은 채, 부족한 호르몬을 조절하는 식 등의 결과적 치료에만 매몰되어 있다. 이는 마치 나무의 잎이 시든 것을 보고 물만 주는 것과 같은 표면적 접근이다.

정신의학의 민낯 :
정신과 전문의들의 경고

정신과 전문의 앨런 프랜시스 교수는 〈정신질환을 만드는 사람들〉에서 현대 정신의학의 심각한 문제점을 DSM을 통해 지적한다. DSM은 정신질환을 종류별로 나눠서 진단할 수 있게끔 만든 '정신질환의 분류표'이며, 이는 전세계 정신과 진료실에서 진단을 위해 쓰이고 있다. 앨런 프랜시스 교수는 DSM의 개정 작업을 직접 진두지휘한 세계적인 정신과 전문의로써, 이러한 양심고백을 한다.

"이제 DSM-5는 정말로 큰 실수를 저지를 참이었다. 친구들이 흔연히 추천한 새로운 장애들을 모두 합하면, 새로운 '환자' 수가 수

고대인으로부터 온 편지

천만 명이나 탄생할 것이었다. 나는 충분히 정상적인 사람들이 지나치게 넓은 DSM-5의 진단 그물망에 걸리는 모습을 상상했다. 해로운 부작용을 일으킬지도 모르는 약물에 많은 사람들이 쓸데없이 노출될 것이라는 걱정이 들었다. 제약회사들은 자신의 장기인 질병 장사의 표적으로 새로 편입된 먹음직스러운 대상들을 어떻게 잘 우려낼까? 궁리하면서 입맛을 다실 것이다.

진단 인플레이션 때문에 미국 인구의 지나치게 높은 비율이 항우울제, 향정신질환약, 항불안제, 수면제, 진통제에 의존하게 되었다. 우리는 약을 털어 넣는 사람들의 사회가 되어 가고 있다. 느슨한 진단은 전국적으로 의약품 과다복용을 일으키고 있다. 미국인의 6%는 처방 약에 중독되었다. 요즘은 불법 마약보다 합법 처방약 때문에 응급실에 실려 오거나 죽는 사례가 더 많다. 정상은 간절히 구원을 기다리고, 아픈 사람들은 절실하게 치료를 바란다. 그런데도 DSM-5는 정반대로 움직이는 듯하다. 일상적인 불안, 기벽, 건망증, 나쁜 식습관을 정신 장애로 둔갑시킬 새로운 진단을 더 하고 있다. DSM-5는 정상적인 사람들을 오진할 테고, 진단 인플레이션을 부추길 테고, 부적절한 의약품 사용을 장려할 것이다. DSM-5는 정신 장애 진단을 잘못된 방향으로 추진하고 있고, 새로운 거짓 유행을 낳을 것이고, 더 많은 의약품 사용을 부추길 것이다."

이러한 비판은 현대 정신의학이 본질에서 벗어나 있음을 보여준다. 진정한 치료를 필요로 하는 환자들에게 집중하는 대신, 단순히 감정적으로 슬프거나 힘든 정상적인 사람들까지 환자로 만들어가는 현실은 심각한 재고가 필요한 시점이다.

정신의학은 정상과 장애의 경계를 어떻게 정의할까? 생물학적 검사법이 없다는 점은 서양 정신의학의 가장 큰 약점이다. 모든 진단이 주관적 판단에 의존할 수밖에 없어 본질적으로 오류와 변동 가능성을 내포하고 있기 때문이다.

앨런 프랜시스 교수는 이러한 현실에 대해 다음과 같이 경고한다.

"임상의 모든 훈련 프로그램은 진단을 가르치는 데만 집중하고, 환자의 모든 측면을 이해하도록 가르치는 데는 신경 쓰지 않는다. 요즘 의사들은 '환자에게 어떤 병이 있느냐보다는 환자가 어떤 사람이냐를 아는 것이 더 중요하다'라는 히포크라테스의 지혜를 잊었다. DSM 진단은 모든 평가에서 필수이지만, DSM 진단만으로는 전체를 알 수 없다. 특히 정신의학은 정상/질병 경계를 조작하는 행위에 유달리 취약하다. 생물학적 검사법이 없다 보니, 약삭빠른 마케팅에 쉽게 좌지우지되는 주관적 판단에 크게 의존하는 실정이기 때문이다."

더욱 우려되는 것은 이러한 취약점을 이용하는 상업적 접근

고대인으로부터 온 편지

이다.

  "제약산업은 질병의 범위를 넓히는 것을 사업 모형으로 삼는다. 정상일 사람들에게 수익성 높은 향정신성 의약품을 판매하기 위한 효율적인 전술로써 정신질환을 판매하는 것인데, 이런 기술을 가리켜 '질병 장사'라고 부른다. 기업이 충성을 바치는 대상은 공공의 복리가 아니라 주주들, 그리고 회사의 생존이다. 제약회사에는 진단 인플레이션을 부추기는 활동이 곧 성공의 열쇠이다. 진단의 그물을 널찍하게 치는 것은 주주들에게는 좋은 소식일 테지만, 잘못된 진단 때문에 불필요한 투약과 낙인을 겪는 정상인들에게는 아주 나쁜 소식이다."

  이러한 의견은 한의사인 나만이 주장하는 것이 아닌, 세계적인 정신과 전문의가 직접 본인의 저서에서 밝힌 내용이다. 오해가 없으면 하는 바람에 그대로 인용한다.

  이러한 현실은 정신의학이 직면한 심각한 도전을 보여준다. 객관적 진단 기준의 부재와 상업적 이해관계의 개입은 많은 정상인들을 불필요한 약물치료의 희생양으로 만들고 있다.

  오늘날 의료 현장은 기계적 검사에만 매몰되어 있다. 환자의 증상이 어디서 시작되었는지, 어떤 원인에서 비롯되었는지를 살피지 않은 채 곧바로 검사실로 향하게 한다. 〈도둑맞은 집중력〉의 요한 하리는 이러한 사례를 쉽게 설명해놓았다.

"…사람들은 '정신과 의사는 무엇보다 약을 처방해주는 사람'이라고 생각했고, 그[정신과 의사]는 약 자판기 취급을 받았다… 아이가 ADHD를 진단 받을 때 할 수 있는 말은 아이가 잘 집중하지 못한다는 것뿐이다. '그 말은 '왜'라는 질문에 아무 대답도 해주지 않습니다.' 그건 마치 아이가 기침을 한다는 말을 듣고 실제로 아이의 기침 소리를 들은 뒤, '그렇군요, 아이는 기침을 합니다'라고 말하는 것과 같다. 의사가 아이에게서 집중력 문제를 확인한다면, 그것은 진료 과정의 끝이 아니라 첫 단계여야 한다"

인체가 하나의 유기체적 시스템이라는 근본적 사실은 무시한 채, 국소적 진단에만 집중하고 있는 것이다. 우울증 환자에게 '일시적으로' 덜 우울해지는 약, 불안장애 환자에게 '일시적으로' 덜 불안해지는 약, 집중을 하지 못하는 환자에게 '일시적으로' 집중을 도와주는 각성제. 정말로 이렇게 '일시적으로' 증상을 없애주거나, 낮춰준다고 해서 정신질환을 근원적으로 치료할 수 있다고 생각하는가?

미국의 정신과 전문의인 켈리 브로건은 〈우울증 약이 우울증을 키운다〉에서 다음과 같이 말한다.

"우울증은 뇌의 문제일까? 정신질환 증상은 단순히 심리학이나 신경화학 문제만은 아니다. 오히려 체내 어딘가의 균형이 깨졌거나, 치료가 필요한 곳이 생겼다는 단순한 징후 혹은 증상에 불과하다…정신질환은 결코 뇌 자체의 문제가 아니다. 뇌를 치료하는 가장 훌륭한 방법은 뇌가 자리하고 있는 몸을 치료하는 것이다. 또는 몸 전체를 치유함으로써 마음을 자유롭게 해야 한다."

이는 내가 꾸준히 주장해 온 내용과 정확히 일치한다. 정신질환은 뇌라는 특정 부위의 문제가 아닌, 전체적인 몸과 마음의 불균형에서 비롯된다는 것이다.

왜 이렇게 뇌에만
집착하는 걸까?

정신의학의 뇌와 약물에 대한 맹신은 어디에서 비롯된 것일까? 역사학자이자 정신과 교수인 에드워드 쇼터의 저서 '정신의학의 역사'라는 책을 살펴보면 조금은 이해가 될 것이다.

정신의학은 19세기 수용소 감금에서 시작되었다. 과학혁명의 물결 속에서 정신질환을 뇌의 질병으로 증명하려 했으나 실패했고, 뇌 수술이라는 엄청난 시행착오를 겪었다. 이후 '신경성'이라는 애매모호한 용어를 만들어내어 수용소 입원을 꺼리는 환자들과 대중의 혐오감을 절충하려 했다.

20세기 초에는 프로이트와 융으로 대표되는 정신분석이 등장했다. 2차 세계대전 이후에는 유전학과 약물학 기반의 생물 정신의학이 부상하면서, 정신의학계는 크게 두 진영으로 나뉘었다. 정신분석을 중심으로 한 후천적 원인론과 유전적, 화학적 요인을 강조하는 기질적 원인론이 그것이다. 현재는 심리 상담과 향정신성 약물 치료가 혼재된 상태지만, 근본적 치료에는 뚜렷한 한계를 보이고 있다.

'의학의 아버지' 히포크라테스는 "어떤 질병이 생겼는지보다, 그 환자가 어떤 사람인가를 먼저 아는 것이 중요하다"라고 말했다. 또 그는, "인체는 자가치유력으로 균형을 유지하며, 스스로 치유하고 복원하는 능력을 가지고 있다. 이러한 자연치유력을 무시한 인위적 방법으로는 결코 인체를 정상화할 수 없다. 따라서 치료법도 인위적인 개입보다는 몸이 스스로 균형을 찾도록 돕는 것이 중요하다"라고 주장했다.

정신질환은 생물학적 검사방법이 없다는 특징을 가진다. 따라서 발생 원인을 철저히 추적해야 하는 질환이다. 환자의 삶 속에서 무엇이 이런 질환을 앓게 만들었는지를 찾아내야만 근원적 치유가 가능하다. 이는 현대 정신의학이 놓치고 있는 가장 중요한 지점일 것이다.

현대 정신의학은 다른 질환과 마찬가지로 원인보다 결과에만 집중하고 있다. 환자의 고유한 삶의 맥락은 무시한 채, 단순히 진단 체크리스트의 점수만으로 정신질환을 판정한다. 특정 점수를 넘으면 공황장애, 우울증, 조울증, 조현병, 강박증 등의 낙인이 찍히는 것이다.

이후의 치료 과정은 더 기계적이다. 결핍 또는 과분비된 신경전달물질의 농도를 조절하는 화학 약물을 처방하고, 추가적인 심리 상담을 병행한다. 이렇게 억눌러진 증상의 일시적인 완화를 보고서는 의사는 치료 행위가 완료되었다고 여긴다. 환자의 삶의 이야기를 들으려 하지 않고, 오직 뇌 부위의 질환이나 뇌의 신경전달물질을 조절하는 약물만 투여하면 된다고 생각하는 것이다.

더욱 심각한 것은, 많은 환자의 경우 이러한 약물 치료를 고혈압이나 당뇨병처럼 '어쩌면' 평생 지속해야 할 수도 있다고 단념하는 것이다. 이는 매우 무책임한 치료 행위라고 생각된다. 많은 환자가 근본적인 치료는커녕 화학 약물로 인한 후유증과 부작용에 시달리고 있는데도 말이다.

이는 정신의학이 환자를 하나의 온전한 인격체가 아닌, 단순한 증상의 집합체로 바라보고 있음을 보여준다. 진정한 치유를 위해서는 이러한 결과 중심의 기계적 접근에서 벗어나, 각 환자의 고유한 삶의 맥락 속에서 질환의 원인을 찾아내는 노력이 필요할 것이다.

파울 U.운슐트는 〈의학이란 무엇인가〉에서 다음과 같이 말한다.

"우리는 건강이 무엇인지 먼저 알아야 한다. 정상과 비정상, 그리고 건강과 질병을 가르는 기준은 다르다. 인간의 몸은 다른 모든 생명체와 마찬가지로 물질로 이루어져 있다. 그러나 이와 동시에 우리 몸에는 구체적인 형상이 없는 그 무언가도 존재한다. 바로 생명 그 자체이다… 몸에서 이루어지는 기능들을 지휘하는 무엇이 있다. 마지막으로 지시하는 층위가 존재한다… 인간의 몸에만 초점을 맞춘다면, 눈에 보이지 않는 그 무엇을 부르는 이름으로 가장 많이 사용해 온 것이 바로 정신이다. 영혼이라 부르기도 한다. 몸은 영혼 없이 살아가지 못한다. 영혼이 없는 몸은 죽은 몸이다. 몸과 마음, 몸과 영혼, 혹은 육체와 정신, 둘 중 하나는 보이지만 하나는 보이지 않는다."

운슐트는 동서양 의학의 근본적인 차이를 통찰력 있게 지적했다. 그러나 아쉽게도 그의 관찰은 동양 의학의 본질에 대한 깊은 이해로까지는 나아가지 못했다. 동양 의학에서 말하는 몸과 마음의 관계, 예를 들면 마음의 병으로 인한 신체적 장애나 물리적 고통으로 인하여 발병된 마음의 병 등 특히 정신질환에 대한 접근법의 동양 의학적 특징을 완전히 파악하지는 못한 것이다.

이는 서양 학자들이 흔히 보이는 한계다. 동양 의학을 관찰하고 이해하려 하지만, 결국 서양적 사고의 틀에서 완전히 벗어나지 못하는 것이다. 진정한 의학의 통합을 위해서는 이러한 한계를 뛰어넘는 더 깊은 이해가 필요할 것이다.

디크 스왑은 〈우리는 우리 뇌다〉에서 "우리의 '정신'은 수십억 개의 신경 세포들이 빚어내는 상호 작용의 산물이다"라고 주장하며 정신질환을 단순히 뇌의 질환으로 단정 짓는다. 그러나 이러한 주장은 두 가지 근본적인 질문을 남긴다. 수십억 개의 세포들이 잘못 빚어내게 된 원인은 어디에 있는가? 그리고 이미 잘못 빚어진 결과를 정상으로 돌리는 구체적인 방법은 무엇인가?

이에 대한 반론으로 마르쿠스 가브리엘은 〈나는 뇌가 아니다〉에서 다른 관점을 제시한다.

"우리 인간은 정신적인 생물이다… 우리 뇌의 신경화학이 궁극적으로 우리의 정신적, 의식적 삶과 행동 전체를 지배할까? 우리의 의식적 '나'는 말하자면 우리 뇌의 사용자 인터페이스에 불과해서 실은 우리 행동에 기여하는 바가 전혀 없고 단지 구경꾼처럼 우리 행동의 곁에 있을까?"

현대 정신의학은 뇌와 정신을 바라보는 두 가지 극단적 관점 사이에서 균형을 찾으려 노력하고 있다. 한쪽에서는 모든 것을 뇌의 생화학적 작용으로 환원하려 하고, 다른 한쪽에서는 정신의 독자성을 강조한다. 이러한 상황에서 로돌프 R.이나스는 〈꿈꾸는 기계의 진화〉에서 흥미로운 중간점을 제시한다.

"마음의 기원은 내면화된 운동이다. 생각은 진화적으로 내면

고대인으로부터 온 편지

화된 움직임이다."라는 그의 주장은 뇌와 마음의 관계를 새로운 시각으로 바라보게 한다. 이는 단순히 뇌의 화학적 작용이나 추상적인 정신의 차원을 넘어, 구체적인 '움직임'이라는 요소를 통해 두 영역을 연결하려는 시도다.

이는 마치 한 폭의 그림을 보는 것과 같다. 가까이서 보면 개별적인 붓질만 보이지만, 적절한 거리에서 보면 전체적인 그림이 드러나는 것처럼, 정신질환도 더 넓은 맥락에서 바라볼 필요가 있다. 뇌의 활동, 내면의 움직임, 외부와의 상호작용, 그리고 개인의 삶의 역사가 모두 얽혀 만들어내는 복잡한 현상으로 이해해야 하는 것이다.

이러한 통합적 이해는 더 효과적인 치료 방법의 발전으로 이어질 수 있다. 단순히 증상을 억제하거나 화학적 균형을 맞추는 것을 넘어, 인간 존재 전체의 건강한 균형을 회복하는 방향으로 치료가 진화할 수 있을 것이다.

박문호는 〈뇌, 생각의 출현〉에서 의식과 움직임의 관계를 명확히 설명한다. "생각은, 의식은 움직임이 내면화된 결과이다. 우리 의식의 다양한 형태인 사고, 감정, 느낌 같은 의식 작용들은 궁극적으로 운동이 내면화된 것이다." 더 나아가 그는 사고의 생물학적 메커니즘을 시냅스를 통해 설명한다. 시냅스 연접부위에서 일어나는 신경전달물질의 분비와 흡수 과정이 모여 우리의 의식, 기억, 사고를 형성한다는 것이다.

이러한 이해는 매우 중요한 질문으로 이어진다. 만약 시냅스의 신경전달물질을 정상화시킬 수 있는 '자연 물질'이 존재한다면, 그리고 균형이 깨어진 뇌 시스템을 정상화시킬 수 있는 '자연 생약'이 있다면, 이를 통해 정신질환을 근본적으로 치유할 수 있지 않을까?

이는 단순한 가설을 넘어선다. 수천 년간 축적된 한의학의 지혜는 이미 이러한 가능성을 보여주고 있다. 인체의 자연적 균형을 회복시키는 생약들은 신경전달물질의 균형도 자연스럽게 회복시킬 수 있을 것이다. 이는 화학 약물을 통한 인위적 조절이 아닌, 인체의 자연적 치유력을 활용한 근본적 치료의 가능성을 제시한다.

이러한 접근은 현대 뇌과학의 발견과 전통 의학의 지혜가 만나는 지점을 보여준다. 움직임에서 시작된 의식, 그리고 그것을 가능케 하는 생물학적 메커니즘에 대한 이해는, 자연의 치유력을 활용한 새로운 치료 방법의 가능성을 열어준다.

도나 잭슨 나카자와는 〈너무 놀라운 작은 뇌세포 이야기〉에서 미세아교세포의 이중적 특성을 설명한다. 백혈구의 '사촌'이라 할 수 있는 이 세포는 수정 후 9일째에 뇌로 이동하여 평생을 그곳에서 보낸다. 정상적인 상황에서 미세아교세포는 뇌의 충실한 수호자로서 뉴런의 활동, 시냅스의 기능, 뇌 회로의 상태, 신경전달물질의 분비 등을 감시하고 보호한다.

그러나 외부의 충격이나 트라우마가 가해지면, 이 보호자는 갑자기 파괴자로 돌변한다. 마치 자가면역질환처럼, 보호해야 할 뇌 조직을 공격하기 시작하는 것이다. 과도한 스트레스를 감지하면 시냅스를 무차별적으로 제거하거나 손상시킨다.

여기서 중요한 점은 인체의 항상성이 유지되는 한, 미세아교세포는 뇌 신경망을 보호하는 단백질과 화학 분자를 지속적으로 분비한다는 것이다. 이는 매우 중요한 시사점을 제공한다. 만약 우리가 미세아교세포를 정상 상태로 유지하고, 인체의 항상성을 회복시킬 수 있다면, 정신질환의 근본적 치료가 가능할 수 있다는 것이다.

그러나 현대의 서양의학은 이러한 항상성 회복의 방법을 아직 찾지 못한 것으로 보인다. 이는 어쩌면 서양의학이 가진 근본적 한계, 즉 전체적 균형보다는 개별 증상의 치료에 집중하는 경향 때문일 수 있다. 인체의 자연적 치유력을 활용하고 전체적 균형을 회복시키는 접근법이 필요한 시점이다.

정신질환은 단순히 뇌에만 국한된 질환이라고 볼 수 없다. 뇌의 구조적 문제가 반드시 정신질환으로 이어지지 않고, 모든 정신질환자가 뇌에 구조적 병변을 갖고 있지도 않다. 만약 정신질환이 뇌에만 국한되어 있었다면, 한때 성행했던 '전두엽 절제술'은 많은 정신질환을 완치했을 것이며, 부족하거나 과잉된 신경전달물질을 조절해 주는 현재의 약물치료는 부작용 없이 약물 복용과 함께 완치되어야 했을 것이다.

그러나 서양의학은 전체보다 부분을, 종합적 사고보다는 분석적 사고로 기본적으로 귀인 오류를 가지고 있다. 그래서 인체를 전체로 보지 않고 인체의 일부인 '뇌'에만 국한시켜서 접근하려고 한다. 정신질환 치료의 한계점이 보인다.

뇌와 정신의 관계를 바라보는 새로운 패러다임이 필요한 시점이다. 현대 정신의학이 직면한 한계는 어쩌면 그 시작점에서부터 예견된 것일지도 모른다. 뇌의 생화학적 작용과 정신을 분리된 실체로 보는 이원론적 관점은 정신질환을 온전히 이해하고 치료하는 데 근본적인 한계를 보여왔기 때문이다.

이러한 상황에서 로돌프 R.이나스의 "마음의 기원은 내면화된 운동이며, 생각은 진화적으로 내면화된 움직임이다"라는 통찰은 주목할 만하다. 이는 뇌의 생화학적 작용이나 추상적 정신 현상이라는 이분법을 넘어, 인간을 하나의 통합된 유기체로 바라보는 관점을 제시하기 때문이다.

이러한 통합적 이해는 정신질환 치료의 새로운 지평을 열 수 있다. 공황장애, 우울증, 조울증, 강박장애, 불안장애 등 현대인들을 괴롭히는 다양한 정신질환에 대해, 단순한 증상 억제나 화학적 균형 회복을 넘어선 근본적 치유의 길을 모색할 수 있게 된다.

이제 정신의학은 새로운 전환점을 맞이하고 있다. 뇌의 활동, 내면의 움직임, 환경과의 상호작용, 개인의 생애사를 포괄하는 전인적 접근만이 진정한 치유의 길이 될 것이다. 이를 통해 정신질환으로 고통받는 모든 이들이 온전한 치유를 경험하고 건강한 삶을 되찾을 수 있기를 희망한다.

'결과'가 아닌
'원인'을 주목하라

나 역시 청소년 시절 공황장애와 불면증으로 고통받았다. 폐결핵으로 학업이 중단된 상태에서 밤마다 심한 고통에 시달렸다. 죽음에 대한 공포, 회복 가능성에 대한 의문, 중졸자로서의 불확실한 미래 등 끝없는 걱정과 불안으로 잠들지 못했다. 어느 날 밤, 갑작스러운 가슴 답답함과 호흡곤란이 찾아왔다. 죽음이 임박한 듯한 공포감이 엄습했고, 그 후로는 한숨도 자지 못하는 날들이 이어졌다. 3년이라는 긴 시간 동안 단 한 번도 편안한 잠을 이루지 못했다.

결국 부산의 한 신경정신과를 찾았지만, 의사는 증상의 원인을 묻지도 않았다. 당시에는 '공황장애'라는 말조차 알지 못했다.

의사는 단순히 불면증으로 판단하고 수면제만 처방했다. 약을 먹어도 잠은 오지 않았고, 결국 수면 주사까지 맞았다. 치료를 받고 귀가하지 못해 부산역 앞 아리랑호텔 계단에서 노숙자처럼 잠들었던 기억도 있다.

그러던 어느 날, 모든 것을 포기한 채 무작정 기차에 올랐다가 운명적인 만남이 있었다. '이국' 선생님이라는 분이 내 앞자리에 앉으셨는데, 내 모습을 보자마자 본인을 따라오라고 하셨다. 모든 것을 포기한 상태였던 나는 그분을 따라 시골집으로 향했다.

그 분은 내가 어떻게 아프게 되었는지를 자세하게 물으셨다. 나는 폐결핵을 앓게 된 경위를 설명하고, 투병 중에 어느 날 밤 잠을 이루지 못하고 갑자기 호흡이 곤란해지며 머리 위로 솟구치는 열감을 경험했던 상황을 설명했다. 그리고 3년간 정신과 약물 치료를 받던 중에 자살 충동을 느끼면서 무작정 떠나는 중이었다고 설명을 드렸다. 그분은 충분히 이해하는 표정이었다. 그리고는 부모와의 관계, 가족 상황도 자세하게 질문하셨다. 오랜 시간 내 이야기를 다 듣고서 바로 치료에 돌입하셨다.

그곳에서 어린 시절 익숙했던 한약 냄새를 맡았다. 선생님은 내 정수리에 피를 내고 한약을 주셨다. 그리고 기적처럼, 3년 만에 처음으로 깊은 잠이 들 수 있었다. 그것은 단순한 치료 경험을 넘어, 내 인생의 큰 전환점이 되었다. 이 경험은 후에 한의학으로 입문하게 된 결정적 계기가 되었으며, 정신질환 치료에 대한 나의 관점을 형성하는 데 큰 영향을 미쳤다.

물론 당시 내가 받은 치료가 '면허를 가진 한의사가 행한 온전한 한의학적인 치료'라고 말할 수는 없을 것이다. 또한 그때 내가 받은 서양 의학적 정신과 치료가 오늘날의 발전된 의학 기술에 비해 미흡했다고 볼 수도 있다. 그러나 내가 주목하는 것은 다른 지점이다. 그때나 지금이나 현대 정신의학은 환자의 이야기에 귀 기울이지 않은 채, 오직 뇌라는 특정 기관만을 주시하고 있다. 뇌의 호르몬 과다나 결핍을 조절하는 것만으로 치료가 가능하다고 믿는 것이다. 이것이 바로 현대 정신의학이 가진 근본적인 한계다.

이러한 깨달음은 후에 내가 한의사가 되어 정신질환을 치료하는 데 있어 중요한 지침이 되었다. 환자를 온전한 한 사람으로 바라보고, 그들의 이야기에 귀 기울이며, 몸과 마음을 통합적으로 치료하는 접근법을 발전시키게 된 것이다.

약 3개월간의 한약 복용으로 나는 3년 동안 힘들게 싸워온 불면증과 공황장애에서 벗어날 수 있었다. 수많은 화학 약물로도 해결하지 못했던 고통이 한약으로 치료된 것이다. 지금 돌이켜보면, 이국 선생님은 나를 한의학의 길로 인도해 준 운명적인 메신저였다. 간절한 기도가 하늘에 닿은 것일까, 지금도 그 순간을 생각하면 감사한 마음뿐이다.

이때의 경험은 단순히 보약을 먹고 건강을 회복한 것 이상의 의미가 있었다. 나는 '유사 한의학'이 실제로 병을 치료하는 순간을 직접 목격하고 체험한 것이다. 당시 중졸 학력으로 한의사가 되는 것이 현실적으로 불가능하다는 것을 알면서도, 나는 이때부터 조용히 한의사의 꿈을 키워나가기 시작했다.

이 경험은 후에 내가 정신질환을 치료하는 한의사가 되는 데 결정적인 영향을 미쳤다. 약으로 증상만 다스리는 것이 아닌, 진정한 의미의 치유가 무엇인지를 깨닫게 해준 소중한 순간이었다.

정상인이 정신질환으로
'오인'된 경우도 많다

　진료실에서 정신질환 환자들을 만날 때마다 가슴 아픈 순간
들이 있다. 물론 모든 환자의 사연이 안타깝지만, 특히 안타까운
것은 정신질환이 아님에도 단순한 체크리스트 점수로 인해 정신
질환자로 분류된 경우들이다. 이는 환자의 근본적인 원인을 찾으
려 하지 않고, 현재 나타나는 증상만을 보고 판단한 결과다.

　조금만 더 귀를 기울여 환자의 이야기를 깊이 들었더라면, 화
학 약물 치료 없이도 쉽게 회복될 수 있었을 환자들이 많다. 하
지만 일단 정신질환이라는 낙인이 찍히면서 인생이 크게 달라져
버린 경우를 너무나 많이 보았다. 수년간의 화학 약물 복용으로
치료는커녕 후유증에 시달리는 모습을 볼 때면 더욱 마음이 아

프다.

'환자의 질병이 어디서, 무엇 때문에 발생했는지 조금만 더 귀 기울여 들어주었더라면…' 이런 아쉬움이 늘 남는다. 치료는 증상의 단순, 일시적인 제거가 아닌, 그 사람의 이야기를 제대로 듣는 것에서 시작되어야 한다는 것을 나는 임상을 통해 깊이 깨닫게 되었다.

앨런 프랜시스 박사는 〈정신병을 만드는 사람들Saving Normal〉에서 '진단의 인플레이션'이라는 개념을 통해 현대 정신의학의 문제점을 지적했다. 정신과 전문의인 그는 내부자의 시선으로 오늘날 정신장애가 폭발적으로 증가하는 현상과 정상인이 정신질환자로 오진되는 문제에 대해 양심선언에 가까운 경고를 했다.

나는 그의 경고에 깊이 공감하여 직접 연락을 시도했고, 약 3시간에 걸친 영상 대담을 진행할 수 있었다. 현대 정신의학의 문제점에 대한 공감대를 형성했고, 나는 그에게 정신질환 치료 프로젝트인 '소울루션'을 소개했다. 프랜시스 박사는 문제 제기에 그치지 않고 구체적 대안을 제시하는 내 접근법에 큰 관심을 보였고, 한국 방문을 통한 추가 토론도 약속했다.

정신의학 현장의 가장 큰 모순은 치료가 필요한 곳과 실제 치료가 이루어지는 곳의 불일치다. '공연한 걱정'과 같은 정상적인 감정 상태에 과도한 치료가 투입되어 오히려 해를 입히는 반면, 정작 절실한 도움이 필요한 중증 환자들은 적절한 치료를 받지 못하고 있다.

프랜시스 교수의 지적처럼, 심한 우울증 환자의 3분의 2가 치료를 받지 못하고 있으며, 많은 정신분열증 환자가 치료 기관이 아닌 교도소에 수감되어 있거나, 정신병동에 감금되어 있다. 이는 서양의 정신의학이 직면한 심각한 모순을 보여준다.

경미한 증상에 대한 과잉 진단과 치료는 불필요한 약물 노출과 그로 인한 부작용을 초래하는 한편, 정작 심각한 정신질환으로 고통받는 이들은 적절한 치료의 기회조차 얻지 못하고 있다. 이러한 불균형은 단순히 의료 시스템의 문제를 넘어, 우리 사회가 정신건강을 바라보는 왜곡된 시각을 반영하는 것이기도 하다.

이러한 지적이 정신질환 치료 자체에 대한 공포심을 조장하려는 것은 결코 아니다. 다만 우리는 현실을 있는 그대로 직시할 필요가 있다. 최근 여러 서양의학자의 양심 고백을 통해 이러한 문제점들이 조금씩 수면 위로 떠오르고 있다는 사실은, 오히려 더 나은 치료 방법을 모색할 수 있는 계기가 될 수 있을 것이다.

프랜시스 교수는 아래와 같이 주장하고 있다.

"정신의학이 그 범위를 무한히 확장하면서, 정상인들을 환자로 끌어들이는 동안 정작 심각한 도움이 필요한 환자들은 더욱 소외되고 있다. '정신질환 위험 증후군'이라는 진단은 대부분 오진일 가능성이 높으며, 설사 실제로 정신질환으로 발전할 위험이 있는 사람을 찾아내더라도 입증된 예방 기법이 전무한 상황이다. 더욱 심각한 것은 불필요한 향정신성 약물 처방으로 인한 비만, 당뇨, 심장질환, 수명 단축 등의 부작용이다. 게다가 '위험'이 있다는 것이 곧 '질병'이 있다는 것과 동일시되면서, 수많은 사람들이 부당한 낙인과 불필요한 걱정으로 고통받고 있다.

이러한 과잉 진단의 현실은 일상의 모든 면에 침투해 있다. 맛있는 음식을 게걸스럽게 먹는 것은 '폭식 장애'가 되고, 이름과 얼굴을 잊는 것은 '약한 신경 인지 장애'로 분류된다. 평범한 걱정과 슬픔은 '혼합성 불안/우울 장애'가 되고, 사별 후의 자연스러운 애도조차 '중증 우울증'으로 진단된다. 활동적이고 산만한 성격은 '성인 주의력 결핍 장애'의 신호로 해석된다. 한때 개성적이고 복잡했던 정신의학은 이제 체크리스트에 의존하는 획일화된 진단 체계로 전락했다. 이는 개인의 고유한 특성과 맞춤형 치료의 가능성을 무시한 채, 지나치게 표준화되고 단순화된 접근법을 강요하고 있다."

33세 남성은 미국 유학파 엘리트였다. 25세 때 미국 유학 중 겪은 갑상샘암 수술로 인해 건강에 대한 염려가 컸고 수술 후유증으로 피로감과 무기력감에 시달리고 있었다. 그럼에도 한국으로 돌아와 직장 생활을 이어갔다.

그의 삶에 큰 변화가 찾아온 것은 6개월 전이었다. 새로운 직장으로 이직한 지 한 달 만에 결혼하면서 피로가 급격히 쌓였다.

업무에 쫓기며 일주일 동안 제대로 된 수면도 취하지 못한 채 일에 몰두했다. 결국 재택근무 중 화상 회의를 하던 도중 의식을 잃고 쓰러져 바닥에 머리를 부딪혔다. 간질과 유사한 발작 증상을 보여 응급실로 이송되었다.

MRI와 뇌파 검사 결과 특별한 이상은 발견되지 않았고, "유사 간질" 진단을 받았다. 약물 치료를 받았으나 별다른 호전이 없었다. 결국 나는 이 환자를 과도한 업무로 인한 수면 부족과 무기력증이 원인이라고 판명하였고, 이에 맞춘 치료 후 정상으로 회복시킬 수 있었다.

이 사례는 실제 환자들이 진단받은 진단명이 과연 어느 정도의 의미가 있는지를 보여준다. 적절한 수면을 취하는 것만으로도, 이 환자는 충분히 회복될 수 있었다. 하지만, 이 사이에서 발생한 유사 간질로 인해 이 환자는 특정 기간 화학 약물을 복용한 것이다. 당연히 효과는 미미했다. 정확한 원인을 진단하지 않았기 때문이다.

53세 여성의 수면장애는 30년이라는 긴 시간 동안 지속되었다. 유년기와 학창 시절부터 밤에 공부하고 낮에 자는 생활을 하면서, 이런 생활 패턴이 하나의 습관으로 자리 잡았다. 결혼 전까지 이어진 이 생활 리듬은 결혼 후 남편과 함께 정상적인 패턴으로 바꾸려 했지만, 오히려 더 큰 문제가 시작되었다.

밤에는 잠을 이루지 못하고, 낮에는 몽롱한 상태에서 헛소리와 이상 행동을 보였다. 특히 매일 오후 4시경이면 두통과 함께 머리가 멍해지고, 마치 꿈을 꾸는 것처럼 이상한 소리를 내기 시작했다. 정신과에서는 이러한 증상을 망상으로 판단하여 조현병으로 진단했지만, 약물 치료는 불면증이나 낮 시간대의 이상 행동 모두에 효과가 없었다.

실제로는 오랜 기간 낮과 밤이 바뀐 생활로 인해 생체시계가 고착화된 것이었다. 낮 시간대의 이상 행동은 예전 수면 패턴대로 잠을 자려는 몸의 반응이었고, 그로 인한 잠꼬대 같은 현상이었다. 결국 이는 단순한 정신질환이 아닌, 오랜 시간 뒤바뀐 생체시계의 문제였던 것이다.

3개월간의 치료를 통해 그녀는 정상적인 수면 패턴을 되찾을 수 있었다. 이 사례는 겉으로 드러나는 증상만으로 정신질환을 진단하는 것의 위험성을 보여준다. 때로는 우리 몸의 자연스러운 리듬이 깨진 것이 정신질환으로 오인될 수 있다는 것을 알려주는 중요한 교훈이다.

30대 중반의 한 여성 환자의 이야기는 현대 정신의학의 한계를 적나라하게 보여준다. 그녀는 15년이라는 긴 세월을 조현병 환자로 살아왔다. 그러나 그 시작은 단순한 수면 부족에서 비롯된 것이었다.

대학 시절, 6박 7일간의 수련회에서 거의 잠을 자지 못한 채 돌아오는 길이었다. 극심한 수면 부족 상태에서 지하철을 타고 오던 중, 비몽사몽간에 옷을 벗는 등의 이상 행동을 보였고, 이는 그녀를 정신병원 입원으로 이끄는 결정적 계기가 되었다. 단 한 번의 실수, 단 하나의 판단이 15년이라는 긴 시간을 앗아간 것이다.

만약 당시 의료진이 그녀의 이야기에 귀를 기울였다면, 이 모든 것이 수면 부족으로 인한 일시적 현상임을 알 수 있었을 것이다. 그러나 진단 체크리스트에만 의존한 판단은 한 젊은이의 인생을 완전히 다른 방향으로 돌려놓았다. 정상적인 삶을 살 수 있었던 한 사람이 15년이라는 시간을 정신질환자라는 낙인 속에서 보내야 했다.

다행히 그녀는 결국 발병 원인을 정확히 파악한 치료를 통해 정상인으로 회복될 수 있었다. 하지만 이 사례는 우리에게 중요한 교훈을 남긴다. 환자의 이야기에 귀 기울이는 것, 증상의 근본 원인을 찾아내는 것이 얼마나 중요한지를 말이다. 때로는 가장 단순한 진실이 복잡한 진단 체계 속에서 묻혀버리기도 한다는 것을 우리는 기억해야 할 것이다.

정신질환으로 오인된 환자들을 반복적으로 만나면서, 나는 자연스럽게 정신질환 치료에 깊은 관심을 갖게 되었다. 임상 현장에서 만난 많은 환자들이 사실은 정상인이었음에도, 정신질환자라는 낙인 속에서 살아가고 있었다. 이러한 현실은 현대 정신의학의 문제점에 대해 깊이 고민하게 만들었다.

현대 정신의학의 한계는 크게 세 가지로 나타난다.

첫째, 진단 방식의 문제다. 정신질환은 인체의 가장 미묘한 영역으로, 발생 원인을 철저히 추적해야 한다. 그러나 현재는 단순히 현재 상태만을 체크리스트로 평가하여, 일정 점수 이상이면 정신질환으로 진단해 버리는 기계적 접근이 이루어지고 있다.

둘째, 치료 방식의 한계다. 결핍 또는 과잉된 신경전달물질을 화학 약물로 조절하는 것만으로는 근본적인 치유가 불가능하다. 이는 마치 나무의 시든 잎에 영양제만 뿌리는 것과 같다.

셋째, 심리 상담의 획일성이다. 현재의 일반적인 정서 심리상담으로는 개인별 맞춤형 치료가 어렵다. 대신 병리적 심리상담을 통한 개인별 정신분석이 이루어져야 하며, 이를 바탕으로 한 정확한 치료 방향 제시가 필요하다.

이러한 한계들은 정신질환의 근본적 치료를 가로막는 심각한 장애물이 되고 있다. 진정한 치유를 위해서는 이러한 문제점들을 직시하고, 새로운 접근법을 모색해야 할 것이다.

에드워드 쇼터의 〈정신의학의 역사〉에 따르면, 정신의학은 환자를 폐쇄병동에 감금하는 수용소 시대에서 시작되었다. 이후 뇌의 기질적 측면에 치중한 생물학적 시대를 거쳐 정신분석학 시대로 발전했으나, 결국 정신약물학의 약물치료가 주류를 이루게 되었다. 이러한 흐름은 결국 결핍된 신경전달물질을 보충하거나, 과잉된 신경전달물질을 차단하는 것에만 집중하는 현재의 상황을 만들었다. 향정신성 의약품을 포함한 정신과 약물의 처방과 투여가 일상화되면서, 근본적인 치료와는 점점 더 멀어지고 있다.

더욱 심각한 문제는 '진단의 인플레이션'으로 인한 정신질환 환자의 급증이다. 제약회사의 마케팅 전략과 맞물려, 정상적인 사람들까지도 정신질환자로 분류되는 일이 빈번해졌다. 단순한 체크리스트 진단만으로 향정신성 의약품이 과잉 처방되는 현실은, 정신의학이 본연의 치료 목적에서 얼마나 멀어졌는지를 보여준다.

정신질환의 발생 원인을 제대로 추적하지 않은 채, 표면적인 증상만을 체크리스트로 평가하는 현재의 방식으로는 진정한 치유에 도달할 수 없다. 정신의학은 어쩌면 자신의 길을 잃어버린 것인지도 모른다. 이제는 본질로 돌아가, 각 환자의 고유한 이야기에 귀 기울이고 근본적인 치유의 길을 모색해야 할 때다.

의료적 처치가 오히려 상황을 엉클어뜨려 악화시킬 때도 많다. 우리가 점점 더 정상성을 대대적으로 질병화하는 방향으로 흘러갈수록, 강력한 자기 치유 능력과는 자꾸만 더 멀어진다. 대부분의 문제는 병이 아니라는 사실, 약이 최선의 해법인 경우는 아주 드물다는 사실을 잊으면서 말이다. (여기서 약은 화학 약물만을 말한다. 자연 생약은 다르다는 것을 전혀 인지하지 못하고 있다.)

정상성은 회복력이 있는가, 아니면 취약한가?

호메오스타시스, 항상성은 모든 생명이 따르는 원리이다. 이는 균형을 추구한다는 뜻을 강조한 말이다. 암, 당뇨, 고혈압, 심장병, 비만, 기타 대개의 질병은 정상적인 상황에서 인체의 균형을 지키는 항상성 피드백 메커니즘이 망가진 탓이다. 질병에 대한 모든 의료 처방은 질병 때문에 무너진 내부의 균형을 바로 세우는 것을 목표로 삼는다.

인간의 뇌는 세상에서 가장 탁월한 항상성의 표현이다. 뇌는 대부분의 신체 기능을 조절하거니와, 기계 중에서도 가장 복잡한 기계인 뇌 자체를 조절한다.

1) 질병에 대한 모든 의료 처방은 질병 때문에 무너진 내부의 균형을 바로 세우는 것을 목표로 삼는다. 뇌는 세상에서 가장 탁월한 항상성의 표현이다.

2) 중증도의 정신질환은 일시적으로 약품 처방을 받아야 하지만, 일상적인 문제를 겪는 사람에게는 이러한 처방이 항상성을 훼방한다.

우리들의 자연적 치유력을 훼방하고 안 그래도 이미 무거운 짐에 무게를 더하는 꼴이었을 것이다. 교훈은 분명하다.

우리는 알약을 너무 믿고, 회복력과 시간과 항상성을 너무 안 믿는다.

의학의 아버지 히포크라테스는 환자를 세 가지로 분류했다. 알아서 낫는 사람들, 의료적 처치가 필요한 사람들, 그리고 어떤 개입에도 반응하지 않을 사람들. 이른바 '3분1법칙'은 의학사에서 제일 굳건한 명제로써, 여전히 많은 정신질환에 대해 유효하다.

히포크라테스는 상황이 심각하여 좀 더 공격적인 접근법이 요구되고 정당화될 때를 제외하고는 늘 조심스럽고 온화하고 자연적인 치유를 선호했다. 오늘날 일부 의사들이 강한 향정신성 의약품을 마구잡이로 처방하는 현실을 알았다면, 히포크라테스는 분명 혼란스러워하고 대단히 슬퍼했으리라.

정신과 약물의 장기 복용은
특히 더 위험하다

정신과 질환 치료의 현실은 매우 아쉬운 상황이다. 내게 오는 대부분의 환자는 이미 정신건강의학과 치료를 받은 경험이 있으며, 향정신성 약물을 복용했음에도 호전이 없거나 오히려 부작용으로 고통받는 이들이다. 이들 중 상당수는 1년에서 심지어 10년, 20년까지 약물에 의존해 살아가고 있다.

더욱 안타까운 것은 약물 중단이 쉽지 않다는 점이다. 잠시라도 약을 중단하면 심각한 금단 현상이 나타나며, 단약 시 발병 전보다 증상이 더욱 악화되는 경우가 많다. 이는 근본적인 치료가 아닌, 단순히 증상을 억제하는 것에 불과한 것을 여실히 보여주는 것이다.

공개된 통계를 기반으로 추론해 보면, 한국의 정신과 환자 중
약 99%가 서양 의학적 치료를, 약 1% 미만 만이 한의학적 접근
을 선택한다고 추론해 볼 수 있다. 나는 이 1% 미만의 환자들을
치료하며, 때로는 처음부터 한의학적 치료를 찾아오는 환자들도
만난다.

나의 치료 목표는 분명하다. 단순한 증상 완화가 아닌 근본적
치료를 지향하며, 약물 의존에서 완전히 벗어나 재발 없는 삶을
되찾는 것이 진정한 치료라고 믿는다. 대다수 환자가 대안을 찾
지 못해 약물에 의존할 수밖에 없는 현실이 안타깝지만, 한의학
적 접근을 통해 새로운 희망을 제시하고자 한다.

20년간 정신과 화학 약물을 복용한 59세 남성 조울증 환자의
사례가 있다. 그는 서자로 태어나 복잡한 가정환경 속에서 성장
했다. 40세 나이 차이가 나는 부친과 첫 번째 부인인 큰어머니와
함께 살게 되면서, 배다른 형제들과 친모 사이에서 어린 시절부
터 깊은 분노를 안고 살아야 했다.

서울의 명문대를 졸업했음에도 그는 늘 무기력과 우울함에 시
달렸다. 결혼 후에는 그동안 억눌러왔던 분노가 아내에게 폭발하
기 시작했고, 결국 조울증 진단을 받고 정신과 약물치료를 시작
했다. 20년이라는 긴 시간 동안 약물을 복용했지만, 치료는 커녕
정신이 흐려지고 인지장애까지 발생했다. 급기야 재산 문제로 동

생에게 금치산자 취급을 받기에 이르렀다.

내원 당시 그는 정신이 혼미한 상태였고, 매일 술로 답답함을 달래고 있었다. 부인의 말에 따르면 화학 약물로 인해 간과 신장이 심각하게 손상된 상태였다. 그러나 한의학적 치료를 시작한 지 2개월 만에 놀라운 변화가 일어났다.

부인이 남긴 치료 후기를 그대로 인용하면 다음과 같다.

"대학병원에서 20년 넘게 치료했습니다. 완치는 꿈에도 못 꾸고 그저 화학 약물의 고통에서나 벗어날 수 있을까, 자포자기하며 살고 있었어요. 한의학? 저도 믿지 않았습니다… 그런데 믿을 수 없는 변화가 일어났습니다. 침착하고 차분해졌으며, 어떤 수면제로도 해결하지 못했던 불면이 나아졌습니다. 이제는 가게에서 열심히 일하고 있고, 습관적으로 마시던 술도 끊게 되었습니다. 주변에서 모두 다른 사람이 된 것 같다고 놀라워합니다. 원장님을 만나고 우리 가족에겐 새로운 세상이 열렸습니다. 한약을 복용한 지 1주일부터 변화가 시작되어, 두 달이 지난 지금은 완전히 다른 사람이 되었습니다. '언빌리버블', 이 한 단어로 모든 걸 표현하겠습니다."

〈약이 병이 되는 시대〉의 저자 로버트 휘태커는 10월10일 한의원 강남점 노대현 원장과 가진 대담에서 아래와 같이 말한다.

"일시적으로 증상을 낮춰주는 것이 현재의 향정신성 약물의 역할입니다. 그 이상, 그 이하도 아닙니다. 특히 이러한 약들을 1년 이상 장기 복용하는 것이 오히려 환자에게 더 악영향을 끼치고 있다는 사실은 이미 많은 연구 문헌에서도 말하고 있습니다. 다만, 정신의학계와 제약업계는 이를 적극적으로 알리지 않고 있어요. 물론 일반인들도 여기에는 큰 관심이 없죠. 조금만 몸을 움직여서 찾아보면 금방 나오는 것들인데 말이죠"

아래는 제임스 데이비스의 〈정신병을 팝니다〉에서 제시한, 정신과 약의 장기 복용이 어떠한 영향을 미치는지를 밝히는 연구 결과들이다. 불필요한 오해를 막기 위해, 저자가 적은 그대로의 원문을 옮긴다.

[영국 일반 진료 저널]에 발표된 연구 – 우울증 환자를 두 집단으로 나누어 한 집단에만 항우울제를 줌. 항우울제를 복용한 집단은 3개월 이후부터는 차도가 없었지만, 항우울제를 복용하지 않은 집단은 계속해서 호전되었음. 12개월이 지난 시점에 연구가 종료되었을 때, "약물을 복용하지 않은 환자들이 (증상 완화와 진단 상태 측면에서) 더 나아졌으며, 초기 검사 점수를 조정한 후에도 마찬가지였음. 이는 항우울제가 '장기적으로' 더 나은 결과를 가져올 것이라는 예상과는 다른 결과임.

D. Goldberg (1988), "The effects of detection and treatment of major depression in primary care", British Journal of General Practice 48: 1840-44

취리히 응용과학대학 연구팀 – 우울증 및 양극성 장애 진단을 받은 환자들에게 항우울제가 '장기적으로' 회복을 저해하고 재입원 위험을 증가시킬 수 있다는 사실 발견. 연구팀은 항우울제 복용자들의 재입원율이 높은 것은 항우울제 '장기복용'의 부작용 때문일 수 있다고 결론지음. 그들이 말하길 – "우리의 연구 결과는 항우울제가 장기적으로 유익하다는 주장에 이의를 제기하며, '장기적으로' 보면 항우울제가 이득보다 해악을 초래할 가능성을 제기한다."

Hengartner, M. P., et al. (2019), 'Antidepressant Use During Acute Inpatient Care Is Associated With an Increased Risk of Psychiatric Rehospitalization Over a 12-Month Follow-Up After Discharge', Frontiers in Psychiatry 10:79, doi: 10.3389/fpsyt.2019.00079

미국 국립정신건강연구소의 전 소장이 [미국 정신의학 저널]에 발표한 연구는 약물 '장기 복용'이 신경 기능에 장기간 지속되는 상당한 변화를 야기했다는 것을 보여줌. 몇 주가 지나면, 환자의 뇌는 '정상 상태와 질적으로나 양적으로 다른' 방식으로 기능하게 됨. 이러한 변화는 약물 중단 후 향후 발생하게 될 우울 삽화에 뇌가 취약해지는 원인이 될 수도 있다고 이야기를 함.

Hyman, S. (1996). 'Initiation and adaptation: A paradigm for understanding psychotropic drug action', American Journal of Psychiatry 153: 151-61

[심리학 최신 연구]에 연구를 발표한 연구팀은 항우울제 중단 후 재발 위험이 위약을 먹고 관해된 후의 재발 위험보다 높다는 것을 보여줌.

Andrews. P.W., et al. (2011), 'Blue again: perturbational effects of antidepressants suggest monoaminergic homeostasis in major depression', Frontiers in Psychology 2: 159

이 연구 결과는 2년이 경과하면 항우울제를 사용하는 사람들이 항우울제를 사용하지 않는 사람들에 비해 재발 확률이 높아진다는 것을 보여준 연구와, '장기적으로' 봤을 때 항우울제 복용자들이 항우울제를 복용하지 않는 사람들에 비해 반복적인 우울 삽화를 겪고 우울증으로 인해 장애를 겪을 확률이 '훨씬' 높다는 것을 밝힌 다른 연구 결과에 뒷받침됨. 따라서 이 연구의 저자들은 '항우울제 치료 증가가 모집단에 가져다주는 건강상의 이점을 확증하는 역학적 증거의 부재에 대해 다룰 필요성이 증가하고 있다"고 '결론'지음.

Bockting. C. (2008), 'Continuation and maintenance use of antidepressants in recurrent depression', Psychotherapy and Psychosomatics 77: 17-26

Patten, S. (2004), 'The Impact of antidepressant treatment on population health', Population Health Metrics 2:9

세계보건기구WHO에서 실시한 연구는 유사한 연구 중 가장 대규모로 수행된 비교 연구로, 더 많은 환자가 항정신병제를 처방받는 국가에서 조현병의 '장기적' 경과가 더 나쁘다는 사실을 발견했다. 이 연구는 5년 후 가장 좋은 증상 및 기능상의 경과는 환자의 90%가 항정신병제를 복용하는 선진국이 아니라, 평균적으로 약 15%의 환자들만이 항정신병제를 복용하는 나이지리아, 콜롬비아, 인도와 같은 국가에서 나타남. 저자들은 "두 가지 환경에서 조현병 예후 차이가 나타나는 주된 이유는, 증상의 완전한 관해를 달성하거나 유지하는 일에 있어 선진국 환자들 다수가 실패하고 있다는 사실."

Jablensky. A., et al. (1992), 'Schizophrenia: manifestations, incidence and course in different cultures. A World Health Organization ten-country study', Psychological Medicine Monograph Supplement 20, Cambridge: Cambridge University Press.

[미국 정신의학 저널]에 발표된 연구는 6년이 지난 시점에서 항우울제 복용자들이 항우울제를 복용하지 않은 사람들에 비해 주요한 사회적 역할 수행의 중단을 경험했을 가능성이 3배 높았음. 정상적인 생활을 하지 못하게 되었을 가능성은 7배 높았음. 이 기간동안 항우울제 복용자들은 경제적 지위가 눈에 띄게 나빠지는 것을 경험하고, 항우울제를 복용하지 않은 사람들의 경우 임금의 59%가 상승함.

Hegarty, J. D., et al (1994), 'One hundred years of schizophrenia;: a meta-analysis of the outcome literature', American Journal of Psychiatry 151(10): 1409-16

[미국 의학협회지] - 주요 정신 장애를 진단받은 환자들의 항정신병제 장기복용 경과에 관한 무작위 대조군 임상시험 연구. 환자들을 두 집단에 무작위 할당해 한 집단은 약물을 계속 복용하게 하고 다른 집단은 약물을 서서히 중단하게 한 결과, 시간이 지날수록 약물을 중단한 집단이 약물을 계속 복용한 집단보다 훨씬 더 나은 결

과를 보여줌. 7년이 지난 뒤 그들의 기능 회복률은 약물을 계속 복용한 환자들 (17.6%)에 비해 두 배(40.4%) 증가. 결국 미국 국립정신건강연구소 전 소장 토마스 인셀은 '정신병 초기에는 매우 중요한 것으로 보였던 항정신병제가 '장기적으로는' 회복 전망을 악화시키는 것으로 나타났다고 말함.

Insel, T. (2013), 'Post by former NIMH director Thomas Insel: Antipsychotics: Taking the Long View', https://www.nimh.nih.gov/about/directors/thomas-insel/blog/2013/antipsychotics-taking-the-the-long-view.shtml (accessed Jan.20)

[심리치료와 심신의학]에 실린 항우울제 '장기복용'에 대한 대규모 연구는 환자 3,300명의 9년에 걸친 경과를 분석. 9년째가 되었을 때 약물을 복용해온 환자들은 약물을 중단한 환자들보다 훨씬 더 심각한 증상을 겪고 있었음. 심지어 약물을 전혀 복용하지 않은 사람들이 '장기적으로' 약물을 복용한 사람들보다 더 나은 경과를 보여주었음. 이 연구는 항우울제가 '단기적으로는 도움이 될 수 있지만 장기적인 항우울제 사용은 해로운 것으로 결론 지음.'

Vittengl. J. R. (2017), 'Poorer long-term outcomes among persons with major depressive disorder treated with medication', Psychotherapy and

Psychosomatics 86: 302-4

미국의 신경과학자인 낸시 안드레아센 교수는 약물 '장기복용'이 뇌
에 어떤 영향을 미치는지 탐구하는 연구팀을 이끔. MRI 스캔은 특
정한 향정신병 약물 '장기복용'이 '뇌 조직 부피가 작아지는 것' (백
질과 회백질 모두 감소)과 관련된다는 사실을 드러냄. 결정적으로 이러
한 퇴화는 '질환'의 증상이 아니라, '장기적인' 정신과 약물 사용의
결과임을 밝혀냄. 그는 뉴욕 타임스와의 인터뷰에서 '이 약물들은
잘 알려진 효과 외에도 '전두엽이 서서히 위축되도록 하는 효과 또
한 가져온다'고 말함.

Ho, B. C. et al. (2011), 'Long-term antipsychotic treatment and brain
volumes: a longitudinal study of first-episode schizophrenia', Archives
of General Psychiatry 68 (2): 128-37

[미국 의학 협회지]에 발표된 대규모 무작위 대조군 연구세어도 이
러한 위축이 또다시 확인됨. 해당 연구는 항정신병제가 뇌의 여러
영역을 손상시키며, 이러한 손상에는 피질 두께의 위축 또한 포함되
어 있음을 보여줌.

Voineskoks, A. N., et al. (2020), 'Effects of antipsychotic medication on brain structure in patients with major depressive disorder and psychotic features; Neuroimaging findings in the context of a randomized placebo-controlled clinical trial', Journal of the American Medical Association Psychiatry, doi: 10.1001/jamapsychiatry.2020.0036

[영국 의학 학술지]의 발표 논문. "광범위한 처방은 정신 장애나 자살을 감소시키지 못했고, 이는 항우울제의 효과와 안정성에 대한 근거 평가에 의문을 제기한다. 제한된 효능과 '장기적인' 안전성 우려를 고려하면, 영국에서 현재와 같은 수준의 처방률은 공공 보건의 주요한 문제임."

Warren. J, B. (2020), 'The trouble with antidepressants; why the evidence overplays benefits and underplays risks – an essay by John B. Warren', BMI 370: m3200

또 다른 [영국 의학 학술지]는 "항우울제의 이점은 미미한 것으로 보이며, 일반적인 주요 장애 환자들에게 전혀 중요하지 않을 수 있다. 타당한 증거로 잠재적인 유익한 효과가 해로운 효과보다 크다는 것을 보여주기 전에는 주요 우울 장애가 있는 성인에게 항우울제를 사용해서는 안 될 것이다."

Jakobsen, J. C., et al. (2020), '*Should antidepressants be used for major depressive disorder?*', BMI Evidence-Based Medicine 25: 130

향정신성 약물과 항우울제를 포함한 정신과 질환 치료약물의 부작용 사례에 대해서는 많은 사람들이 익숙하며, 이에 약물치료를 꺼리는 사람들이 많다. 물론, 약물치료를 하는 모든 정신과 환자가 부작용을 겪지는 않지만, 나에게 오는 환자들은 대부분 심각한 부작용이나 금단증상으로 인하여 단약을 간절히 원하시는 분들이다. 그렇다면 이론상 완벽해야 하는 약물치료의 부작용은 어떻게 생기는 것일까? 물론 이에 대해서는 정신건강의학과나 신경과 전문의, 또는 뇌과학자가 더 잘 알고 있을 것으로 생각된다. 내가 아는 지식 선에서 아주 간단히만 말하자면, 신경전달물질을 인위적으로 조절하는 약물치료로 인하여, 인체는 신경전달물질을 자가적으로 생성하고 분비하는 법을 잊게 된다. 이로 인하여 나타나는 신체 여러 곳에서의 불균형 등이 부작용의 가장 큰 원인이라고 볼 수 있다. 물론, 정신과 약물치료의 부작용 원인과 기전 등은 밝혀지지 않은 것도 많으며, 아직 여러 가지 가설이 존재하고 있는 상태이다.

정신과 약,
부작용도 알아야 한다

    내게 찾아오는 정신질환 환자들은 한결같이 약물치료의 부작용과 후유증을 호소한다. 화학 약물인 정신과 치료 약이 종종 인체에 부작용을 초래한다는 것을 알면서도, 대안이 없어 어쩔 수 없이 복용한다는 것이다. 환자들이 겪는 부작용은 다양하다. 정신이 멍해지고 무기력해지며 몸이 가라앉는 증상, 과도한 졸음으로 일상생활이 불가능한 상태, 기억력과 판단력이 감퇴하는 인지 장애, 때로는 급격한 체중 증가까지 나타난다.

    가장 큰 문제는 약물 의존성이다. 약을 중단하려 할 때 나타나는 심각한 금단현상 때문에, 많은 환자가 감량조차 두려워하며 평생 약물에 의존할 수밖에 없는 상황에 놓인다. 정신과 치료

약이 일시적인 증상 완화에는 도움이 될 수 있으나, 장기적인 복용은 지양해야 할 것이라고 나에게 오는 환자들은 입을 모아 말한다.

특히 우려되는 것은 최근의 추세다. 소수의 불가피한 질환을 제외하고는 장기 복용을 권하고 싶지 않은데도, 청소년은 물론 학부모조차 ADHD 치료제와 같은 화학 약물을 무분별하게 사용하고 있다. 이는 심각한 사회적 문제로 대두되고 있다.

20세의 한 청년 환자가 있었다. 3살 때 부모의 이혼으로 아버지와 단둘이 살아온 그는, 어린 시절부터 어머니의 부재에 대한 콤플렉스를 안고 자랐다. 친구들 사이에서도 늘 외톨이였던 그는, 학창 시절 내내 자신이 부족하고 모자란다는 열등감에 시달렸고, 이는 대인관계와 사회성 부족으로 이어졌다.

고등학교 졸업 후 대학 진학에 실패하면서 강박 증상이 나타났다. 여기에 공황장애까지 더해져 호흡곤란을 호소하게 되었고, 결국 병원에서 강박증 진단을 받고 약물치료를 시작했다. 그러나 약을 복용한 지 6개월 만에 무서운 변화가 찾아왔다. 통제할 수 없는 폭식으로 체중이 40kg이나 증가한 것이다.

두려움에 사로잡혀 임의로 약물을 중단했지만, 이는 더 큰 고통을 불러왔다. 금단현상으로 불안, 강박, 공황발작이 이전보다 더욱 심해진 것이다. 그렇게 그는 내 한의원을 찾아왔다. 현재 6

고대인으로부터 온 편지

개월째 치료 중인데, 금단현상은 사라졌고 체중도 점차 감소하고 있다. 강박증과 공황장애 역시 뚜렷한 호전을 보이고 있다.

21세 대학생의 사례가 있다. 대학 입학 후 홀로서기를 시작하면서 불안감이 찾아왔다. 학기 초 과제와 시험, 대인관계의 어려움으로 집중력이 떨어지고 안절부절못하는 상태가 지속되었다. 결국 정신과를 찾았고 ADHD, 불안장애, 우울증 진단을 받아 1년 반 동안 약물치료를 받았다.

초기에는 정신이 맑아지고 기분이 나아지는 듯했다. 하지만 시간이 갈수록 약성이 강해지고 부작용이 나타나기 시작했다. 자기 모습이 기괴하게 변해가는 것을 느낀 그는, 화학과 전공생다운 면모로 자신이 복용 중인 메틸페니데이트, 벤조디아제핀, 아리피프라졸에 대한 임상 연구를 찾아보았다. 그리고 자신의 변화가 약물 때문이라는 확신을 갖게 되었다.

그는 정신건강의학과 의사의 지속적인 복용 권유에도 불구하고 단약을 결심했다. 그러나 금단현상은 상상 이상으로 고통스러웠다. 심장이 벌렁거리고 하루에도 수십 번씩 식은땀이 났으며, 한 달간 아무것도 할 수 없는 상태가 되었다. 그는 그 시절을 회상하며 눈물을 흘렸다.

약물 복용에 대한 후회, 부작용을 제대로 고지하지 않은 의료진에 대한 분노, 군 입대 시 4급 판정을 받은 것에 대한 아쉬움,

그리고 부모님의 이해 부족에 대한 섭섭함을 토로했다. 치료는 두 단계로 진행되었다. 첫 3개월은 분노를 다스리는 처방을, 이후 3개월은 불안장애 치료 처방을 투여했다. 6개월 만에 완치에 이르렀고, 환자는 자발적으로 치료 후기를 남겼다.

"화학약물 치료를 받았지만 오히려 상태가 악화되었고, 약용량은 계속 늘어나 결국 정상적인 사회생활이 불가능해졌다. 정신과에서는 새로운 약들을 계속 권하며 다량의 약물을 처방했지만, 10월 10일 한의원에서는 약이 늘지 않았고 중단 후에도 상태가 나빠지지 않았다. 치료 후에는 더욱 편안해졌고 안정적인 삶을 살 수 있게 되었다. 더 넓은 시각으로 세상을 바라볼 수 있게 된 것이 가장 큰 변화다."

이는 환자의 글을 있는 그대로 옮긴 것이다.

10월10일 한의원의 목표는 명확하다. 단순한 증상 완화가 아닌 정신질환의 온전한 치료, 그리고 화학 약물 의존에서의 완전한 해방을 추구한다.

많은 이들이 '10월10일 한의원'이라는 이름에 담긴 의미를 궁금해한다. 이는 단순히 기념일이나 개인사적 의미를 넘어선다. 10월 10일은 UN이 정한 세계 정신건강의 날이자, 대한한의사협회가 지정한 한의학의 날이다. 또한 내가 쓰러져 한의학의 길로 들어서게 된 개인적이지만, 운명적인 날이기도 하다.

이는 단순한 우연이나 조작된 이야기가 아니다. 정신질환 치료에 대한 나의 진심이 만들어낸 완벽한 스토리텔링, 그것이 바로 10월10일 한의원의 존재 이유다.

심리상담, 양날의 검

　내게 찾아오는 정신과 환자들 대부분은 화학 약물 복용과 함께 장기간의 심리 상담을 받은 경험이 있다. 정신과에서는 증상을 체크하고 진단을 내려 약물을 처방한 뒤, 심리 상담으로 연계하는 것이 일반적이다. 심리 상담이 도움이 되는 측면도 분명히 있지만, 근본적인 치료에는 한계가 있어 보인다.

　상담 중에는 충분히 공감되고 이해되는 것들이, 일상으로 돌아오면 실질적인 개선으로 이어지지 않는 경우가 많다. 특히 일반적인 정서 심리상담은 정신질환 치료에 있어 그 역할이 제한적이다. 환자의 삶의 이야기를 경청하는 것은 분명 의미 있는 일이지만, 진정한 치유를 위해서는 전체적인 삶의 맥락 속에서 질병의

　　　　　　　　　　　고대인으로부터 온 편지

원인을 찾아 개인별 맞춤 치료를 시도해야 한다.

단순히 이야기를 들어주는 것만으로도 일시적인 해소감을 느낄 수 있지만, 근본적인 치료를 위해서는 인체의 시스템을 정상화하는 물질적 개입이 필요하다. 오히려 매일 같은 이야기를 반복하다 보면 트라우마가 재현되어 더 괴로워지는 환자들도 있다. 심리 상담이 정신질환 환자를 위로하고 지지하는 데는 도움이 되지만, 질환의 근본적인 치료에는 분명한 한계가 있는 것으로 보인다.

나는 정신질환 환자들을 보편적인 정서 심리상담이 아닌 개인별 맞춤형 병리적 치유 상담을 한다. 질병 발생 원인에 따라서 7가지 패턴으로 분류하고, 이것이 확정되면, 환자가 속하는 패턴에 따른 코칭을 진행한다. 질병 발생 원인을 알게 되면 환자 스스로 인식하여 개선해 가는 방식으로 심리치료를 진행한다. 환자가 자신의 질병 발생 원인을 알고서 스스로 개선해 가는 진정한 치료가 시작된다. 치유자는 환자의 원인을 정확하게 인지시켜 주고 개선해 나가게끔 조율해 간다. 이것이 '개인별 맞춤형 입체적인 심리 상담'이다. 나는 이런 질병을 치유하는 상담을 통해서 환자 스스로 개선하게 하여 삶의 진정한 변화를 도모한다.

손상된 인체의 비정상적 시스템을 정상화하기 위해서는 반드시 적절한 물질적 개입이 필요하다. 이는 정교한 원인 추적과 정확한 핀셋 처방을 통해 정신질환을 온전히 치료할 수 있음을 의미한다. 인체는 천연 생화학적 물질을 요구하며, 이질적인 화학물질은 종종 거부하는 경우가 있다.

나의 치료 방식은 질병 발생 시점과 그 원인을 정확히 추적하는 것에서 시작한다. 유년기까지 거슬러 올라가 환자의 삶을 면밀히 살피고, 이를 바탕으로 정확한 생약 처방을 도출한다. 이를 통해 비정상적인 인체 시스템을 정상화하고, 더 나아가 개개인의 특성에 맞는 맞춤형 치료 지도를 제공한다. 이러한 개별적 치료 지도의 구체적인 예시는 제4장에서 자세히 다루게 될 것이다.

심리 상담의 본질을 이해하기 위해 칼 로저스의 정의를 살펴보자. 그는 〈사람-중심 상담〉에서 '심리치료psychotherapy'보다 '상담counseling'이라는 용어를, '환자patient'보다 '내담자client'라는 표현을 선호했다. 로저스는 심리 상담이 치료보다는 공감과 위로의 역할에 더 큰 가치가 있다고 보았다.

그의 말을 인용하면 "그에게 중요한 의미를 진실로 들어줄 때, 내가 그만의 개인적이고 은밀한 의미들을 듣고 있다는 것을 그가 알게 되면 놀라운 일들이 일어납니다. 무엇보다 먼저 그 사람의 표정이 달라집니다. 편안함을 느끼게 됩니다. 자신의 세계에 대하여 좀 더 이야기하고 싶어지게 됩니다. 새로운 자유의 느낌이 솟아납니다. 그리고 변화에 좀 더 마음을 열게 됩니다."

또한 그는 "사람들이 혼자만의 감옥에 갇혀서 살고 있습니다. 그들은 밖으로는 그런 모습을 전혀 보이지 않습니다. 그러므로 지하 감옥에서 들리는 그 희미한 소리를 들으려면 매우 주의 깊게 들어야만 합니다"라고 말하며 경청의 중요성을 강조했다.

"타인을 경청할 수 있는 예민한 마음, 누군가 나의 마음을 들어준다는 것에 대한 깊은 만족감, 더욱 진실될 수 있는 능력, 또 그것이 다른 사람들에게서 이끌어내는 더욱더 많은 진실성, 그 결과로 나타나는 사랑을 주고받을 수 있는 더 큰 자유… 내 경험에 의하면 바로 이런 것들이 상호 간의 진정한 의사소통을 풍성하게 해 주고 강화시켜 주는 요소들이다"라는 그의 말은 심리 상담의 핵심 가치를 잘 담고 있다.

내가 임상을 시작할 때만 하더라도, 장과 뇌의 연관성에 대해서는 연구된 바가 없었다. 하지만, 최근 밝혀진 여러 연구에 따르면 장신경계는 뇌 신경계보다 더 많은 시냅스를 형성하고 있고, 이러한 장신경계는 뇌 신경계와도 긴밀하게 연결되어 있다. 실제로 미국 소화기내과 전문의이자, 〈세컨드 브레인〉의 저자 에머런 마이어는 '행복 호르몬'이라고 알려져 있는 세로토닌이라는 호르몬의 약 95%는 장에서 저장되며, 세로토닌은 장-뇌 축에서 중요한 역할을 한다고 말한다. 그리고 이 세로토닌은 뇌 시스템 조절에 다방면으로 개입하므로 항우울제와 같은 세로토닌 재흡수 억제제의 주요 목표물이라고 말한다.

특히 저자는 중요한 부연 설명을 덧붙인다.
　"이제 인간의 몸이 기계라는 (현대의학의) 낡은 비유는 사라지고
있다… 지금까지 우리는 건강을 유지함에 있어서 우리 몸에서 가장
복잡하고 중요한 두 기관의 중요한 역할을 무시해 왔다. 바로 장(소
화계)과 뇌(신경계)다. 몸과 마음이 연결되어 있다는 사실은 신화 속
이야기가 아니라 생물학적 사실이며, 총체적 건강이라는 측면에서
반드시 이해해야 한다."

다시 말해, 몸과 마음은 하나로 연결되어 있으며, 이것은 바로
장(몸)과 뇌(마음)라는 것이 생물학적으로 증명되었다는 것이다.

한약은 예전부터 지금까지도 소화기 질환 치료에 유용하게
쓰인다. 한의원에서 처방받는 한약 이외에도 다양한 소화기 질환
에 여러분도 인지하지 못하는 사이 약국에서 소화기 치료 생약
제제를 드셨을 가능성이 높다. 소화불량에 자주 찾는 ○○활명
수 또한 생약제제를 기반으로 한 음료이다. 또한, 다양한 종류의
한약이 여러 소화기 질환 치료에 효과적이라는 내용의 연구를 실
은 논문도 다양하다. 아직 특정 한약의 어떠한 특정 성분이 장신
경계 중 어떠한 특정 신경을 자극하는지는 명확히 밝혀지지 않

았지만, 한약이 장내 상태를 개선시킬 수 있다는 사실은 상당 부분 밝혀진 바이며, 이를 통해 한약이 장뇌 축을 통하여 정신질환을 치료할 수 있다는 가설을 세워볼 수 있다.

정신질환,
내가 직접 경험자이다

폐결핵이 완치되면 모든 것이 해결될 줄 알았지만, 현실은 그렇지 않았다. 나의 병은 나았으나 몸은 완전히 회복되지 않았다. 여전히 지치고 힘들며, 쓰러지기가 다반사였고 정상적인 생활이 쉽지 않았다. 그런 와중에도 친구들은 모두 대학생이 되었는데, 나는 중학교 졸업장밖에 없었고 미래에 대한 암담함이 나를 괴롭혔다.

머릿속이 복잡해지고 불안감과 우울감이 엄습하면서 밤마다 생각이 꼬리에 꼬리를 물어 잠을 이룰 수 없었다. 지독한 불면증에 시달리게 되었다. 모두가 잠든 밤을 하얗게 지새우는 고통은 죽고 싶은 심정이었다. 하루도 제대로 자지 못하는 상태가 1년 넘게 계속되었다.

할 수 없이 부산의 한 신경정신과를 찾았다. 2주마다 진료를 받으러 갔지만, 약을 먹고 주사를 맞는 반복적인 치료에도 전혀 진전이 없었다. 오히려 사람만 퀭해지고 정신은 멍청하게 변해가고 있었다. 한 고비를 넘으니 또 다른 고비가 찾아왔다. 몸만 나으면 모든 것이 해결될 줄 알았는데, 지독한 마음의 병은 오히려 사람을 바짝바짝 말리면서 해결 방법이 보이지 않았다.

어느 날 신경정신과에서 주사를 맞고 바로 집으로 가야 했는데, 오기가 생겨 부산 광복동을 늦게까지 구경하며 시간을 보냈다. 결국 약 기운으로 부산역 앞 아리랑호텔 계단에서 쓰러져 자버렸다. 흡사 노숙자 형국이었다. 몇 시간 후 겨우 몸을 일으켜 버스를 탔는데, 서서 지탱하기도 힘든 상황이었다. 마치 마약 중독자처럼 보였을 것이다.

고통의 연속에 몸과 마음이 지칠 대로 지친 나는 결국 자포자기 상태에 이르렀다. 어느 날 문득 멀리 떠나 아무도 모르는 곳에서 죽어야겠다는 생각이 들었다. 진해 경화역에서 무작정 기차에 몸을 실었다. 어디든 가서 돌아오지 않겠다는 마음으로, 생을 포기하고 세상의 흐름에 내 몸을 던져버렸다.

얼마 지나지 않아, 삼랑진 가기 전 내 좌석 앞에 부처님 같은 상을 한 할머니가 앉으셨다. 할머니는 나를 자세히 살피시더니

혀를 차며 "청년의 안색이 너무 안 좋다"라고 하시면서 다짜고짜 자기를 따라 내리라고 했다. 나는 무언가에 홀린 듯, 아무 저항 없이 터벅터벅 그 뒤를 따랐다. 이미 던져버린 몸, 더 이상 잃을 것도 없다고 생각했다.

상남면(나중에 알게 된 지명이었는데, 묘하게도 아버지의 고향이자 선산이 있는 곳이었다)의 시골 논길을 한참 걸어 마침내 전설 속에 나오는 듯한 초가집 한 채가 나타났다. 할머니는 나를 집 안으로 이끄셨다. 그분의 모습과 포스는 마치 내 친할머니 같았고, 후덕한 생김새는 마치 나를 구원하러 내려오신 분 같았다.

집 안은 허름했지만, 소여물 끓이는 향긋한 냄새가 진동했다. 내게는 익숙한 냄새였다(우리 집에서는 아버지가 소를 키워 달구지로 배달하셨기에 소와 소여물과 친숙했다). 그 분은 내가 어떻게 아프게 되었는지를 자세하게 물으셨다. 나는 폐결핵을 앓게 된 경위를 설명하고, 그 와중에 잠을 이루지 못하고 갑자기 호흡이 곤란해지며 머리 위로 솟구치는 열감에 대해 설명했다. 그리고 3년간 정신과 약물 치료를 받던 중에 자살 충동을 느끼면서 무작정 떠나는 중이었다고 설명을 드렸다. 그분은 충분히 이해하는 표정이었다. 놀랍게도 할머니는 부모와의 관계, 가족 상황도 자세하게 질문하셨다. 오랜 시간 내 이야기를 충분히 듣고서 곧바로 치료에 돌입하셨다.

할머니는 까만 환약 한 보따리를 주시며 2주 동안 매일 오라고 지시하셨다. 나는 무엇인지 모를 전율을 느꼈다. 어쩌면 여기서 내 인생의 기사회생을 맛보게 될 것 같은 예감이 들었다. 그날 나는 너무 희망적이어서인지, 아니면 치료의 효과인지 모르겠지만 오랜만에 숙면을 취했다. 그날의 잠은 평생 잊지 못할 숙면이었다.

드디어 회생의 빛이 보이기 시작했다. 3년이 넘도록 치료해도 낫지 않던 불면증과 우울증이 단 3개월 만에 회복되었다.

폐결핵은 서양의학의 화학 치료로 약 2년간의 치료 끝에 서서히 완치되었다. 당시 내가 복용한 약물은 지금도 생생하게 기억난다. 아이나, 에탐부톨, 리팜핀이었다. 폐결핵은 치료되어 갔지만, 내 몸은 오히려 더욱 피폐해져 갔다. 어머니의 극진한 헌신과 나의 철저한 금욕적 생활, 그리고 질병을 이겨내겠다는 집념으로 완벽하게 규칙적인 생활을 유지하며 극복했다. 어쨌든 내 몸은 서양의학의 도움으로 극적인 회복을 이루어갔다.

폐결핵은 나아졌지만, 그로 인한 정신질환—심한 불면증과 공황장애—은 회복될 기미가 보이지 않았다. 당시 정신과에서 받은 치료는 치료라고 부르기 어려웠다. 오히려 부작용과 후유증에 시달릴 뿐이었다. 약물을 복용해도 잠은 전혀 이룰 수 없었고, 밤마다 가슴이 답답하여 죽을 것만 같은 공포가 밀려왔다.

밤이 오는 것이 두려웠다. 잠에 대한 강박증에 시달렸다. '오늘 또 못 자면 어떡하지'라는 걱정만 앞섰다. 모두가 잠든 밤에 홀로 하얀 밤을 지새우는 것은 죽음보다 더 고통스러웠다. 낮에는 약물 부작용으로 정신을 차릴 수가 없었다. 폐결핵이라는 병은 나았지만, 사람은 점점 말라 죽어가고 있었다.

죽어가던, 아니 죽으려 했던 내게 신은 선물을 주었다. 귀인이 건네준 '유사 한약'으로 불면증과 공황장애가 치료된 것이다. 정신과에서 3년간 치료해도 나아지지 않던 병이 '유사 한약' 3개월 복용으로 완치되었다.

나는 깊이 생각하게 되었다. 몸은 화학 약물로, 정신은 유사 한약으로 치료되었다. 어린 나이에 두 가지 고통을 겪게 하고 두 의학을 동시에 체험하게 한 이유가 무엇일까? 나를 치료한 한의학의 비밀을 추적하고 싶어졌다.

에릭 J. 카셀의 〈고통받는 환자와 인간에게서 멀어진 의사를 위하여〉에서는 이렇게 말한다: "의료행위의 초점이 '질병'이 아닌 아픈 '사람'이 되어야 한다는 것은 의학이론에서 새로운 명제다. 환자에게 무엇이 잘못되었다고 설명할 때, 나는 내가 진실을 말하고 있다는 확신을 가질 수 있었다. 진단의 정확성을 향한 끝없는 추구는 그 후 의학의 특성으로 굳어지게 되었다. 항우울제 약이 뇌의 신경전달물질에 영향을 미침으로써 그 약효가 나타나는 것으로 추정된다. 하지만 화학물질의 이상이 우울증의 원인이라고 믿는 사람은 아무도 없다."

고대인으로부터 온 편지

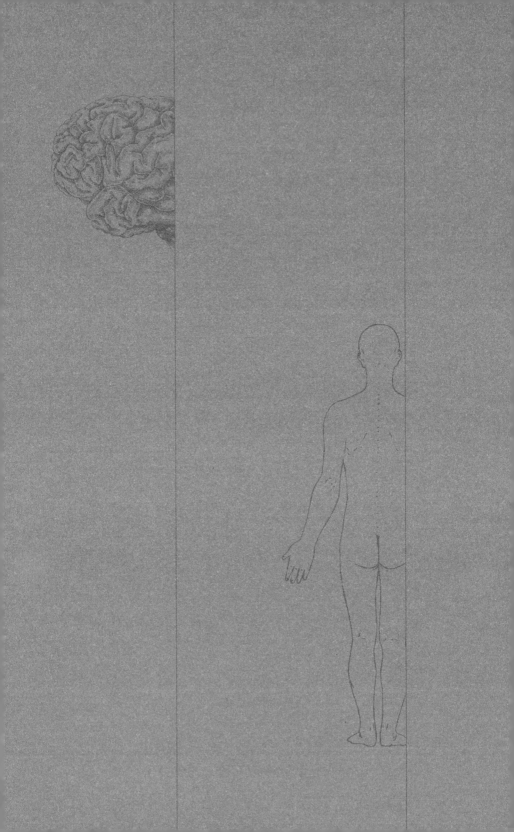

3장

고대인들은
이미 '정답'을
알고 있었다

"탐험의 끝은, 우리가 처음 출발한 곳에 도달하여

그곳을 처음으로 아는 것이다."

— T.S. 엘리엇

한의학으로 무슨 정신질환을?

　　최근 소셜 미디어에서 한 정신과 전문의가,

　　"하다 하다 한의학이 무슨 정신질환을… 오히려 한약 부작용으로 인해 더 많은 정신질환자가 생겨날 것이고, 그 똥은 누가 치우나?"라는 내용의 글을 게시한 것을 보았다. 본 글에서는 이러한 의견에 대한 한의학적 관점과 함께, 한의학의 정신질환 치료 현황 및 가능성에 대해 논의하고자 한다.

　　10월10일 한의원에 내원하는 환자들은 주로 다음 세 가지 범주로 분류된다.

　　1. 정신과 약물 복용으로 부작용을 경험했으나 중단이 어려운 환자

　　2. 1~10년 이상 정신과 약물을 지속적으로 복용했으나 개선이 미미

한 환자

3. 설령 자신은 정신과 약물을 복용할 수 있어도, 자녀에게는 이를
   선택하지 않으려는 부모

이러한 환자군이 10월10일 한의원 부천점, 강남점 각 지점 환
자의 90% 이상을 차지하며, 대략 3~4주의 진료 예약 대기 기간
이 있다는 사실은 현재의 정신의학계가 근본적인 치료를 행하고
있는지에 대해서 의구심을 품을 수 밖에 없다는 반증이다. 이는
앞에 소개한 정신과 전문의가 말한 '누가 누구의 뒤처리를 하는
가'라는 의문에 현실적인 답변을 제공한다.

한의학이 대중의 관심에서 다소 멀어지고 있는 것은 사실이
다. 이는 한의학계 전체가 반성해야 할 문제이다. 그러나 이것이
치료 효과를 보이고 있는 한의사들과 환자 치료에 헌신하는 한
의사들까지 모두 폄하할 이유는 되지 않는다. 일부 한의사들의
비의학적 치료 방식이나 비윤리적 진료 행태를 근거로 한의학
체계 전체에 대한 일반화된 평가를 내리는 것은 인식론적 오류
epistemological fallacy를 범하는 것이다.

40년간의 임상 경험을 통해 현재 한의계가 '질병을 치료하는
의학'이라는 본질에서 다소 이탈해 있음을 인정한다. 그럼에도
한의학의 핵심에 접근하면서, 생물학적 진단 검사에 의존하고 주
로 뇌의 구조적 문제에 집중하는 서양의학의 생의학적biomedical 접

근보다 통합적이고 다차원적인 한의학이 정신질환에 대해 어쩌면 더 나은, 그리고 근원적인 치료 방안을 제시할 수 있다는 확신은 점점 더 강해지고 있다.

많은 이들이 한의학을 비과학적이라고 비판한다. 이에 대한 중요한 견해를 제시하고자 한다.

첫째, 과학은 실험실에서의 결과나 이론만을 의미하지 않는다. 한의학을 포함한 동양의학은 본질적으로 관찰적 데이터observational data와 귀납적 추론inductive reasoning에 기초한 경험적 의학이다. 수천 년에 걸쳐 실제 환자에게 치료를 적용하고 그 반응을 체계적으로 기록, 분석하여 발전해 왔다. 이러한 방대한 임상 데이터를 단순히 무시하고 서양의학의 방법론적 환원주의methodological reductionism만으로 평가하는 것은 온전한 접근법이라 할 수 없다.

둘째, 한의학은 서양의학과는 다른 패러다임을 가지고 있어 다른 검증 방식이 필요하다. 서양의학이 '단일 병인-단일 약물-단일 메커니즘' 식의 선형적 관계에 초점을 맞춘다면, 한의학은 개인의 유기체적, 병리적 특성을 분화된 패턴으로 분류하고 각 패턴에 맞는 복합적 처방을 통한 다중표적 치료multi-target therapy를 제공한다. 이러한 체계는 단일 약물의 효과를 검증하는 것보다 더 복잡한 생체시스템 약리학적systems pharmacology 접근을 요구한다.

셋째, 한의학은 서양의학과 비교하여 근거중심의학Evidence-Based Medicine, EBM의 기준에 부합하는 임상 연구를 수행하는 데 구조적 한계가 존재한다. 특히 무작위 대조군 임상시험Randomized Controlled Trial, RCT을 실시하기 위해 필요한 충분한 규모의 동질적 환자군homogeneous patient cohort을 한방병원에서 확보하기가 현실적으로 어렵다. 서양의학 기관이 대규모 다기관 임상시험을 통해 통계적 유의성을 확보할 수 있는 표본 크기를 구성할 수 있는 반면, 한의학 임상 현장에서는 이러한 조건을 충족시키기 어려운 실정이다. 이는 한의학적 치료 효과에 대한 메타분석meta-analysis이나 체계적 문헌 고찰systematic review을 수행하는 데 상당한 제약 요인으로 작용한다.

그렇다고 해서 한의학계가 이러한 도전을 회피할 수 있다거나, 예외가 될 수 있다는 뜻은 전혀 아니다. 오히려 그 반대다. 한의학계 또한 철저하게 반성해야 하며, 여기에는 여러 중요한 변화가 동반되어야 한다. 의학은 실증적이고 구체적이어야 하며, 철학적 개념과 의학적 이론은 명확히 구분되어야 한다. 음양오행이나 사주와 같은 철학적 개념을 의학적 진단과 치료에 무분별하게 적용하는 것은 한의학의 과학적 정당성을 악화시킨다. 또한 한의학은 서양의학의 검증 방식인 이중맹검double-blind 연구나 교차설계cross-over design 임상시험을 부정하거나 회피해서는 안 된다. 오히려 한의학에 대한 방법론적 의구심을 해소하고 대중적 신뢰도를 확보하기 위해 과학적 검증 프로토콜을 적극적으로 수용해야 한다. 수천 년간 축적된 임상 관찰 데이터의 증례 기반 가치case-based value를 인정하면서도, 현대적 기준의 표준화된 연구 방법론을 개발하고 적용해야 할 것이다. 나는 이러한 제안을 언제든지 수용할 준비가 되어있다.

한의학은 수천 년간의 임상 경험과 데이터를 바탕으로 한 경험적 의학으로, 특히 정신질환 영역에서 독특한 가치와 효과를 보여주고 있다. 서양의학과는 다른 패러다임을 가지고 있으나, 이는 열등함이 아닌 차별성을 의미한다. 현대의학의 흐름 속에서 한의학이 더 큰 인정과 신뢰를 얻기 위해서는 전통의 가치를 계승하면서도 현대적 검증 기준을 수용하는 균형 잡힌 접근이 필요하다. 이를 통해 한의학은 정신질환을 비롯한 다양한 질환의 치료에 있어 더욱 중요한 역할을 할 수 있을 것이다.

자, 이제 어려운 말은 나중에 더 이해하기로 하고, 한의학이 어떻게 정신질환 환자들을 근본적으로 치료하는지에 대해 알아보자.

정신질환, 새로운 모델을 제시하다

정신의학은 '결과'가 아닌 '원인'을 추적해야 하는 섬세한 의학 분야다. 다른 질환과 달리 정신질환은 생물학적 검사법이 존재하지 않는다는 특징을 가진다. 따라서 현재 시점에서 시작하여 유년기까지 거슬러 올라가는 철저한 원인 추적이 필수적이다.

이는 마치 복잡한 실타래를 풀어가는 것과 같다. 환자의 삶 속에서 어떤 계기로 이러한 질환이 시작되었는지, 무엇이 촉발 요인이 되었는지를 찾아내야 한다. 더불어 질병 발생 당시 개인이 보인 대응 방식의 특성을 파악해야만 진정한 의미의 맞춤형 치료가 가능해진다.

그러나 현대 의학은 너무나 쉽게 결과에만 집중한다. 당장 눈

앞에 보이는 증상만을 해결하려 하니, 근본적인 치유는 요원해 질 수밖에 없다.

정신의학의 현대적 한계를 극복하기 위해, 나는 오래전부터 대안을 모색해 왔다. 그 결실이 바로 '소울루션Soulution' 프로젝트 다. 영혼Soul과 문제해결Solution의 합성어인 소울루션은 진단, 치유, 적응, 훈습이라는 4단계로 구성되며, 〈상한론〉을 기반으로 한 7 병별 맞춤형 치료와 생약 약물의 생화학적 치료를 통해 근원적 치유에 접근하는 새로운 방법론이다.

소울루션의 근간이 되는 것은 고대 의학서인 '상한론'이다. '상 한론'은 대중들이 익히 알고 있는 다른 고전 의서와 달리, 그리고 동양 철학적 이론을 기본으로 한 이론 서적이 아닌, 오로지 사실 적인 의학적 내용만을 기록한 임상 노트이다. 모 대학병원의 정형 외과 교수가 척추 재건술에 대한 힌트를 레오나르도 다빈치의 고 전 의서에서 얻어 재창하였듯이, 나도 한의학의 뿌리이자 시원이 되는 이 책에서 해답을 발견할 수 있었다.

〈상한론〉은 중국 후한 시대, 즉 AD 200년경에 저술된 책이다. 한국에 삼국시대에 해당되는 시점이다. 나는 한국의 유일한 갑골 학 박사이신 김경일 교수와 함께 저술 당시의 언어로 고문자 번역 을 시도하여 만 3년만에 부활시켰다.

〈상한론〉을 고문자로 해석하고 보니 새로운 사실을 알게 되었 고 의학의 진실이 밝혀졌다. 서문에 보면 상한론 이전에는 질병이 발생하면 무당의 굿에 의존하는 샤머니즘 시대였다. 그러나 상한론 대표 저자인 장중경과 당시 개혁가 의사들이 아픈 사람들의 고통을 치료해 내려는 무서운 집념으로 새로운 치료법을 제시하고 기록하였다.

"비록 모든 병을 다 고칠 수는 없겠으나, 적어도 병을 볼 때 근원이 무엇인지를 알 수 있을 것이다. 만약 내가 기록한 내용을 맥락적으로 이해할 수 있다면 내향적 질병의 대부분을 해결할 수가 있다." 〈상한론〉 서문에 기록된 내용으로 볼 때 질병의 원인적 치유가 가능함을 알려주고 있다.

〈상한론〉의 의미는 인체 내부의 불균형으로 인한, 외부의 자극에 반응하는 환자들의 여러 증세, 상황 등과 관련된 모든 관찰 기록들을 모아놓은 의학사에 전무후무한 서적이다.

즉, 〈상한론〉은 환자의 몸과 마음, 치료과정을 세부적인 관찰과 구체적인 치료법을 단순한 범주로 나누어 기록한 임상 차트이며, 임상 진료기록서이다.

또한 환자의 몸과 마음 그리고 삶의 변화를 관찰하여 질병의 원인을 추적하고 근원적으로 치유하는, 사실적이고 구체적이고 실증적인 원인 치유 의학서임을 알 수가 있다.

구체적인 진단과 치료 방법은 질병 발생 당시 환자의 몸과 마음이 대응하는 방식에 따라 7가지 패턴으로 분류 진단하여, 비정상의 몸과 마음에서 만들어지는 병리적 현상을 확인하면 치유

고대인으로부터 온 편지

처방은 자연히 도출되는 진단치유체계를 제시하고 있다. 즉, 질병의 원인에 따른 7병을 감별하고, 하나의 패턴이 정해지면 하부체계인 조문에서 인체에 나타나는 현상^{Sign}을 추적하여 123개의 처방 중에서 환자 맞춤형 1개의 처방을 확정한다.

요약하자면, 내가 〈상한론〉을 통해 정립한 〈소울루션〉은,

첫째, 환자의 몸과 마음, 삶의 변화를 면밀히 관찰하여 질병의 원인을 찾아 치료하는 원인 치유 의학이다.

둘째, 질병을 앓고 있는 환자의 몸과 마음을 정상화시켜 질환을 치유하는 사람중심 의학이다.

셋째, 질병의 원인을 제거하고 인체의 생화학적 시스템을 정상화시켜 근원적으로 치유하는 근본치유 의학이다.

나는 이 고대의 임상노트인 〈상한론〉을 현대에 맞게 부활시켜, 정신질환 치료의 새로운 패러다임을 제시하고자 한다. 이는 단순히 과거로의 회귀가 아닌, 고대의 지혜와 현대의학의 통찰을 결합한 새로운 치료 방법론이다.

소울루션의 진단법은 환자와의 깊은 대화를 통해 삶 속에서 질병의 원인을 찾아가는 것에서 시작한다. 특히 질병 발생 당시의 대응 방식에 따라 7가지 패턴으로 구분하는 '7병별 변병 분류 진단' (이는 사상체질의 소음인, 태양인과는 아예 다른 개념이다. 오해하지 마시길)을 통해 원인별 맞춤형 진단을 실행한다. 이는 단순한 결과적 진단이 아닌, 원인을 추적하는 진단이며 개인의 특성을 고려

한 맞춤형 진단이다.

치료 방법에 있어서도 소울루션은 차별화된다. 생약 약물치료를 통해 인체의 생화학적 반응을 유도하여 정상적인 시스템을 회복시킨다. 무너진 생화학적 시스템이 정상화되면, 인체 본연의 자연치유력과 복원력이 작동하게 되고, 이를 통해 정신질환의 근본적 치료가 가능해진다. 이는 단순히 뇌에 부족한 화학물질을 조절하는 현대 의학적 접근을 넘어선다.

현재 정신의학이 직면한 한계-체크리스트에 의존하는 진단, 화학 약물 중심의 치료-를 극복하기 위해서는 새로운 대안이 필요하다. 소울루션 프로젝트는 이러한 시대적 요구에 부응하는 해답이 될 수 있다. 7병별 변병 분류진단은 기존의 체크리스트 진단을 보완하고, 생화학적 치료는 화학 약물 치료의 한계를 극복하며, 7병별 맞춤형 정신분석은 기존의 정서심리상담을 뛰어넘는 가능성을 제시한다.

이제 정신질환 치료의 새로운 패러다임을 제시하는 것은 이 시대의 소명이자, 인류에게 반드시 필요한 과제가 되었다. 소울루션은 그 답이 될 수 있을 것이다.

어쩌면 현대 정신의학의 한계는 그 출발점에서부터 예견된 것인지도 모른다. 몸과 마음을 분리된 실체로 보는 이원론적 접근에서 시작된 현대의학은 정신질환을 단순히 기질적 문제로만 바라봄으로써 근본적인 한계에 직면했다.

반면 몸과 마음을 하나의 유기체로 보는 일원론적 관점의 한의학, 특히 〈상한론〉을 기반으로 한 소울루션은 정신질환 치료의 새로운 지평을 열 수 있다. 이는 단순한 대안을 넘어 정신의학의 완성을 이룰 수 있는 미래 비전이 될 것이다.

소울루션은 공황장애, 우울증, 조울증, 강박장애, 불안장애, 틱장애, ADHD, 분노조절장애, 수면장애, 조현병 등 현대인들을 괴롭히는 모든 정신질환에 대한 근본적 치유의 길을 제시한다. 이를 통해 정신질환으로 고통받는 모든 이들이 온전한 치유를 경험하고 행복한 삶을 되찾기를 간절히 희망한다.

이제 정신의학은 새로운 전환점을 맞이하고 있다. 몸과 마음의 조화, 전인적 치유를 지향하는 소울루션의 접근이야말로 진정한 치유의 길이 될 것이다.

정신질환의 '창조를 위한 파괴적 혁신'

토머스 쿤의 〈과학 혁명의 구조〉에서는 과학 발전의 본질을 다음과 같이 설명한다: "패러다임paradigm이란 언어 학습에서 사용되는 '표준 예exemplar'라는 뜻의 단어이다. 과학적 지식의 변천 및 발전이 혁명적이라는 데에 요지를 둔다. 과학의 진보가 축적적으로 이루어진다는 종래의 귀납주의적 과학관이 아니다. 과학혁명scientific revolution은 하나의 패러다임이 전체적 또는 부분적으로 대체되는 비축적적인 변화의 에피소드를 가리킨다. 과학혁명은 어느 정상과학이 심각한 이상 현상들의 빈번한 출현에 의해서 위기에 부딪침으로써 붕괴할 때 일어나는 현상이며, 그 결과는 새로운 정상과학이 된다. 이때 연구 방법과 현상을 지각하는 관점에서 대규모 재조정이 수반되며, 개념 체계 역시 재구성의 과정을 겪게 된다. 이것이 과학혁명이다… 새로운 패러다임의 선택은 새로운 세계관으로의 전향을 의미하며, 이렇듯 새로운 기반으로부터 그 분야를 다시 세우는 과학혁명을 통해서 지식은 변화를 일으키는 것이다."

쉽게 설명하자면, 쿤이 말하는 과학 발전은 마치 게임 규칙이 완전히 바뀌는 것과 같다. 예를 들어, 고등학교 야구부가 오랫동안 같은 전술과 기술로 경기를 해왔다고 생각해 보자. 그런데 어느 날 이 전술로는 해결할 수 없는 새로운 상대 팀이 등장한다. 처음에는 기존 방식을 고수하며 문제를 해결하려 하지만, 계속 실패하면서 팀은 위기에 빠진다. 결국 팀은 완전히 새로운 전략과 훈련 방식을 도입하게 된다. 이것이 바로 '패러다임의 전환'이다. 새로운 방식은 단순히 기존 방식에 몇 가지를 추가하는 것이 아니라, 야구를 바라보는 관점 자체를 바꾸는 것이다. 이처럼 과학도 문제가 누적되면 기존 이론을 전면 재검토하고, 완전히 새로운 시각으로 세계를 바라보게 된다는 것이 쿤의 핵심 주장이다.

현재의 서양 정신의학은 바로 지금 이러한 패러다임 전환의 필요성에 직면해 있다. 지난 수십 년간 정신의학은 정신질환을 주로 뇌의 생화학적 문제로만 간주하는 "뇌 중심주의brain-centrism"에 경도되어 왔다. 이 관점에 따르면, 우울증은 세로토닌의 결핍, 조현병은 도파민의 과잉, 불안장애는 GABA 수용체의 이상 등으로 단순화된다. 이러한 생물학적 환원주의는 약물 치료에 절대적 우위를 부여하는 결과를 낳았다.

〈약이 병이 되는 시대〉의 저자 로버트 휘태커의 말처럼, "현재의 정신의학계의 패러다임은 심각한 위기에 봉착했으며, 이미 점차 붕괴되고 있다" 수십 년간의 집중적인 뇌 연구와 약물 개발에도 불구하고, 정신질환의 유병률은 감소하지 않고 오히려 증가하는 추세다. 더욱 우려되는 것은, 장기간의 약물 치료가 증상을 관리할 수는 있어도 근본적인 치유를 가져오지 못하는 경우가 많다는 것이다. 많은 환자가 약물 중단 후 재발을 경험하며, 일부는 약물에 의존성을 갖게 된다.

이는 쿤이 말하는 "이상 현상들의 빈번한 출현"으로, 현 패러다임의 한계를 명확히 보여준다. 정신의학계가 그토록 사랑하는 '뇌의 화학적 불균형' 이론은 허구임이 점차 명백해지고 있다. 정신질환은 생물학적 요인뿐만 아니라, 심리적, 사회적, 영적, 환경적 요인들이 복잡하게 얽혀 발생하는 다차원적 현상이다.

새로운 정신의학의 패러다임은 이러한 복잡성을 인정하고, 인간을 단순한 생물학적 기계가 아닌 총체적 존재로 바라보는 관점이 필요하다. 여기에는 부모-자녀 관계, 유년기 경험, 트라우마, 사회적 환경, 내면의 가치 갈등 등 다양한 요소들을 포괄적으로 고려하는 접근법이 포함된다.

한의학은 전통을 중요시한다. 과거로부터의 지식 축적을 중요하게 생각하며, 과거의 경험적 지식을 그대로 답습한다. 황제내경, 동의보감, 상한론 등 고대 의서들을 일점일획 건들지 못하고 성경처럼 받든다. 그러나 한의학도 기존의 관념과 지식에서 과감하게 탈출해야 한다. 과거를 부정해야 새로운 창조가 이루어지며, 창조를 위한 파괴가 되어야 한다. 기존의 관념을 뛰어넘는 새로운 패러다임이 필요하다.

서양의학도, 한의학도 이제 새로운 과학혁명이 필요한 시점이다. 토머스 쿤은 새로운 패러다임의 변화는 20년 정도 걸린다고 했다. 내가 한의학의 기존 관념에 문제 인식을 하고 새로운 패러다임의 변화를 시도한 것이 정확히 10년이 넘었다. 또 다른 10년이 기대되는 대목이다. 이제 한의학도 새로운 패러다임을 맞이할 시기가 되었다.

최진석의 〈탁월한 사유의 시선〉에서는 철학적 사고의 중요성을 이렇게 강조한다. "철학의 시작은 곧 전면적인 부정이고, 이것은 새로운 세계의 생성을 기약하는 일이다… 새 방향을 이끌어내기 위해서는 우선 '부정'해 버리는 일이 필요하다. 이러한 철학을 토대로 할 때 새로운 '장르'의 창조가 가능해짐으로써 '선도력'을 갖게 되고 이것이 발전의 기조가 된다… 새로운 장르가 선도력을 갖게 하고, 선도력이 '선진'을 가능하게 한다. 이 장르의 출생처가 바로 철학적 시선으로 포착된 관념이다. 이런 이유로 철학은 항상 혁명가이며 문명의 깃발로 존재한다. 새판은 창의적, 독립적, 전략적, 선도적이며, 새롭고 지배적이다. 반면 기존 개념을 따라 하기는 복제성, 종속적, 피지배적, 후진적, 구태의연하다… 시대를 건너가는 가장 높은 차원의 시선이 바로 철학이다. 이를 통해서 얻는 것은 '높은 시선'이다."

정신질환 치료에서도, 단순히 증상 완화가 아닌 근본적 치유를 목표로 하는 새로운 시각이 필요하다. 화학 약물과 기존 한의학의 한계를 서로 인정하고, '높은 시선'으로 인체의 본질과 질병의 근원을 바라보는 철학적 접근이 요구된다.

결론적으로, 정신의학의 미래는 서양의학과 한의학의 패러다임이 각자의 한계를 인정하고 서로의 강점을 통합하는 새로운 융합적 관점에 있다. 서양의학이 뇌와 신경전달물질에 대한 심층적 이해를 제공한다면, 한의학은 인체의 전체적 균형과 자연치유력에 대한 통찰을 제공한다. 이 두 시각이 만나 더 높은 차원의 '융합적 정신의학'으로 승화될 때, 비로소 우리는 정신질환의 진정한 치유에 다가갈 수 있을 것이다.

이는 단순한 이론적 전망이 아니라, 수많은 환자의 실제 치유 경험을 통해 검증된 가능성이다. 패러다임의 전환은 항상 저항과 회의를 동반하지만, 쿤이 지적했듯이 이러한 혁명적 변화야말로 과학과 의학의 진정한 발전을 이끄는 원동력이다. 우리는 지금 정신의학의 역사적 전환점에 서 있으며, 이 새로운 패러다임의 선구자가 될 용기와 비전이 필요한 때다.

고대인으로부터 온 편지

서양의학만이 답일까?

오늘날 많은 사람들은 한의학을 고리타분하고 과학적 근거가 부족한 시대착오적 의학으로 치부하기 쉽다. "과학과 기술이 이토록 발전한 현대에 왜 2,000년 전의 의학을 들추는가?"라는 의문을 품는 것은 당연하다. 특히 정밀한 진단 기기와 첨단 약물이 존재하는 현대 의학의 관점에서 볼 때, 한의학은 시대에 뒤떨어진 것처럼 보일 수 있다. 그러나 이러한 선입견은 한의학의 본질에 대한 깊은 이해 부족에서 비롯된 것이다. 고대의 지혜가 현대 과학의 이해와 만날 때, 놀라운 통찰과 혁신이 가능하다는 사실을 우리는 종종 간과한다.

'한의학에 진정 의학의 뿌리가 있는가?' 한의학에 입문한 이후로 이 질문은 나의 뇌리를 떠나지 않고 늘 맴돌았다. 오랫동안 환자를 치료하며 한의학이 가진 가치에 많은 감동을 받았지만, 한편으로는 의구심도 깊어갔다. 그럼에도 내 마음 깊은 곳에서는 한의학이 진정한 가치를 품고 있다는 믿음이 있었다. 단지 우리가 그 진수를 아직 제대로 발견하지 못했을 뿐이라고 생각했다.

한의학을 진정한 치료 의학으로 부활시키기 위해, 나는 한의학의 뿌리부터 다시 찾아보기로 했다. 이렇게 시작한 여정은 마침내 한의학의 고전 중 하나인 〈상한론〉으로 이어졌다. 〈상한론〉은 약 2,000년 전 중국 후한 시대의 의학자 장중경이 저술한 의학 서적으로, 전통적으로 "추위에 상해서 생기는 병"에 관한 책으로 잘못 이해되어 왔다.

그러나 내 임상 경험은 이러한 통념과 맞지 않았다. 특히 〈상한론〉의 처방들이 현대의 정신질환을 포함한 다양한 질환의 치료에도 놀라운 효과를 보이는 것을 보면서, 나는 이 고전에 대한 우리의 이해가 너무 피상적인 것은 아닐까, 의문을 품게 되었다.

어느 날 산책을 하다가 문득 떠오른 생각이 있었다. "2,000년 전의 한자와 지금의 한자가 같은 의미를 가질 수 있을까?" 우리가 현재 사용하는 한자의 의미와 2,000년 전 고대인들이 사용했던 한자의 의미는 당연히 다를 수밖에 없다. 그렇다면 〈상한론〉의 진정한 의미를 이해하기 위해서는, 그 시대의 언어적 맥락에서 이 책을 해석해야 하지 않을까?

이러한 깨달음은 나를 고대 한자의 원형인 '고문자'에 대한 연구로 이끌었다. 다행히도 나는 저명한 고문학자인 김경일 교수의 저서를 접하게 되었고, 그가 〈상한론〉의 진정한 의미를 해석해 낼 수 있는 유일한 인물이라고 확신했다.

그를 설득하는 일은 쉽지 않았지만, 삼고초려 끝에 마침내 성공했다. 이후 만 3년 동안 우리는 〈상한론〉의 고문자적 번역 작업을 진행했다. 김 교수는 한 글자 한 글자를 철저히 검증했고, 심지어 중국 상해까지 직접 가서 한자의 역사적 맥락을 확인했다.

마침내 『상한론-고문자적 번역과 해석』이 출간되었고, 그 내용은 충격적이었다. 우리가 지금까지 알고 있던 〈상한론〉은 얼마나 피상적이었는지 깨달았다. 이 책은 단순한 감기 치료서를 넘어선, 인간의 신체와 정신을 통합적으로 바라보는 종합 의학서였던 것이다.

전통적으로 "추위에 상한다"로 해석되던 '상한傷寒'이라는 용어는, 고문자적 해석에서는 "내적 균형이 깨져 생기는 질병 상태"라는 더 광범위한 의미를 가지고 있었다. 이러한 해석의 전환은 왜 〈상한론〉의 처방들이 감기뿐만 아니라 소화기 질환, 심혈관 질환, 만성질환, 특히 정신질환 등 다양한 질병에 효과를 보이는지 설명해 준다.

이런 발견은 한의학의 뿌리와 정체성을 재확립하는 중요한 기반이 되었다. 〈상한론〉은 단순한 경험적 처방집이 아니라, 인체의 전체적 균형과 조화를 추구하는 체계적인 의학 체계였던 것이다. 이는 현대 의학이 직면한 여러 한계를 뛰어넘을 수 있는 새로운 패러다임을 제시할 수 있는 귀중한 유산임이 분명해졌다.

고대인으로부터 온 편지

의학의 본질, 그리고 정신질환

　〈상한론〉을 고문자로 해석한 후, 나는 완전히 새로운 임상 세계에 뛰어들었다. 이전과는 근본적으로 다른 치료 결과들이 나타나기 시작했는데, 그 효과는 경이로울 정도였다.

　많은 이들이 한의학을 고리타분하고 비과학적인 것으로 치부하기 쉽다. "첨단 의학이 발전한 시대에 2,000년 전 의학이 무슨 소용인가?"라는 의문을 가질 수 있다. 그러나 내 임상 경험은 이러한 선입견이 얼마나 피상적인지를 증명한다. 내 역할은 단순히 이러한 임상 체험을 전달하는 것만으로도 충분하다고 생각한다. 특히 현대의학이 한계를 보이는 정신질환과 난치성 질환에 〈상한론〉의 원리를 적용한 결과를 기록하는 일은 매우 가치 있는 작업이다.

두 의학을 비교해 보면, 서양의학은 '부분 과학'으로서 국소적 치료에 탁월하다. 전염병, 응급 상황, 급성 질환, 외과적 수술 등 구조적 문제에서 놀라운 성과를 보인다. 반면 한의학은 '전체 과학'으로서 인간을 통합적으로 접근한다. 따라서 만성질환, 면역 문제, 기능적 장애, 특히 신경정신과 질환에서 특별한 강점을 발휘한다.

한의학은 약 3,000년의 역사를 가진 반면, 서양의학은 약 200년 정도의 짧은 역사를 지녔다. 그럼에도 불구하고, 오늘날 인류가 누리는 건강과 수명 연장의 많은 부분은 서양의학의 공로임을 인정해야 한다. 항생제, 백신, 현대적 수술 기법 등이 과거에는 치명적이었던 많은 질병을 정복했다.

그러나 서양의학이 모든 질병을 해결할 수 있다거나, 다른 의학적 전통은 가치가 없다는 주장은 받아들일 수 없다. 진정한 의학의 미래는 두 전통이 각자의 강점을 인정하고, 서로 보완하는 '융합 의료'에 있다고 확신한다. 특히 현대 정신의학이 어려움을 겪고 있는 영역에서 〈상한론〉에 기반한 접근법이 새로운 돌파구를 제공할 수 있다.

의학의 진정한 힘은 어디서 오는가? 바로 임상 현장, 환자와 의사가 만나는 진료실에서 비롯된다. 내가 새롭게 해석한 〈상한론〉으로 환자를 치료했을 때, 그 결과는 놀라웠다. 환자들이 전해

주는 치유 경험은 이전에 경험해 보지 못한 것이었다. 이것은 의학적으로 중요한 사건이다. 이제 새롭게 해석된 〈상한론〉의 임상 데이터가 그 가치를 증명하고 있다. 고대인들은 이미 중요한 의학적 진실을 발견했던 것이다. 고대인이 남긴 메시지를 내가 열어본 순간이다.

김경일 교수는 나의 〈임상 상한론〉 책에 대해 다음과 같은 소감을 보내왔다: "평생을 환자의 아픔과 함께한 한의사 노영범은 마침내 〈상한론〉의 고석본을 토대로 자신의 평생에 걸친 임상 경험을 정리했습니다. 임상 과정에 소개된 내용들은 고문자 학자의 상상을 넘어서고 있었습니다… 고의서 〈상한론〉에 담긴 오래 전 환자들의 아픔과 치유의 과정을 현대인들의 몸과 마음에서 데자뷔로 살려내려 한 노영범 원장의 고뇌를 읽습니다. 〈상한론〉은 이제 더 이상 고문헌이 아닐 것입니다."

나는 〈상한론〉을 바탕으로 정신질환 치료에 매진해 왔지만, 단순히 과거의 지식을 그대로 답습하는 것이 아니라 현대적 맥락에서 재해석하고 발전시켰다. 임상 기록을 기반으로 현대 의학적 개념과 비교하며 연구했다. 이 과정에서 주관적 이론보다는 철저하게 임상에서 나타난 객관적 사실만을 중시했다. 〈상한론〉의 깊이를 고문자적 해석뿐 아니라 칼 융의 무의식의 세계, 매슬로의 동기 이론, 정신분석학, 심리학과 접목시켰다.

이를 토대로 공황장애, 우울증, 조울증, 조현병, 불안장애, 틱

장애, 수면장애, 강박증, 뇌전증 등 다양한 정신질환을 진단하고 치료해 왔다. 한의사로서 정신질환 치료의 길은 외롭고 도전적이었다. 아무도 가지 않았던 길을 개척하는 과정에서 좌절도 많았지만, 나에게는 한 가지 분명한 꿈이 있었다.

한의학이 진정한 치료 의학임을 입증하고, 그 진실을 세상에 알리고 싶었다. 현대의학이 해결하지 못하는 영역에서 한의학이 서양의학과 대등한 파트너로 자리매김하는 것이 나의 비전이었다. 오역 없이 제대로 해석된 〈상한론〉을 통한 정신의학이야말로 내가 꿈꿔온 의학의 새로운 지평이다.

〈상한론〉은 중국에서 태동했지만 이미 존재가 퇴색되어 버렸다. 과거에 의미와 가치를 상실했다. 이제 상한론은 한국의 의학으로 재탄생되었다. 중국에서 수입했지만 내가 상한론의 가치와 철학을 완벽하게 부활시켰다. 이제 지식수입국에서 지식생산국으로 발돋움시켰다. 자부심을 가져도 된다.

이러한 여정의 결실로, 〈상한론과 정신의학: 상한론의 임상적 해설과 정신질환 치료의 실제〉(임상상한론)가 탄생했다. 이 책은 단순한 이론서가 아니라, 수많은 환자의 실제 치유 사례를 담은 생생한 기록이다. 이것이 정신건강의 새로운 패러다임을 열어가는 첫걸음이 되기를 희망한다.

고대인으로부터 온 편지

질병의 서사를 읽다

　질병의 원인을 추적하기 위해서는 삶의 역사를 읽어내야 한다. 바로 인간의 서사를 읽어야 한다. 서사는 '인간 행위와 관련되는 일련의 사건'을 말한다. 병력 청취를 위해서는 서사 의학적 진단을 해야한다. 서사 의학적 진단이란 환자와의 깊은 대화를 통해 질병의 원인, 진단의 실마리를 찾아가는 방법이다. 진정한 치유를 위해 질병을 경험하는 인간에 대한 총체적인 이해의 필요성을 강조한다. 그리고 이를 위해 가장 먼저 환자의 이야기에 귀를 기울인다.

　동서양을 막론하고 의학은 오래전부터 환자의 이야기에 귀를 기울이는 '서사적 전통'이 있었다. 하지만 기계론적 사고방식이 대두되고, 과학과 객관성이 중시되면서 상황은 바뀌었다. 환자의 이야기를 기록하여 의학적으로 재구성하고 진단의 실마리를 찾아내는 의사의 역할이 상당 부분 복잡한 진단 검사로 넘어갔다.

나의 치료 프로세스에서는 환자의 다양한 행동 패턴, 즉 신체의 병적인 변화뿐만 아니라 심리적인 상태나 그로 인한 삶의 변화 등 서사 의학의 '주관성 영역'을 매우 중요하게 다루고 있다. 서사 의학적 진단은 환자의 이야기에 대한 경청과 공감적 대화를 통해 인간을 총체적으로 이해하고 질병 이야기를 완성하여 내적 치유와 인식의 변화를 이끌어내는 과정이라고 볼 수 있다. 환자의 이야기 속으로 첫걸음을 내딛는 것이 올바른 정신의학의 시작이 될 것이다. 이로써 질병의 원인을 추적하는 첫 단추가 될 것이다.

매슬로의 〈동기 이론〉에서는 다음과 같이 말한다.
"일상적으로 생기는 의식적인 욕구를 일종의 증상으로, 다시 말해 기본 욕구가 표면적으로 표현된 것으로 인식해야 한다. 이런 피상적인 욕구를 액면 그대로 받아들인다면, 증상의 배후에 있는 근본 현상을 간과하고 증상 자체를 심각하게 다루게 되므로 결코 해명할 수 없는 심각한 혼란에 빠질 것이다."

또한 매슬로는 "중요하지 않은 욕구는 충족되지 않더라도 정신질환을 일으키지 않는다. 그러나 중요한 욕구가 좌절되면 병리적인 결과가 나타난다"라고 명확히 지적하면서, 정신질환의 기원에 대해 다음과 같이 설명한다.

"정신질환의 기원에 관한 이론은 반드시 올바른 동기이론에 근거해야 한다. 갈등이나 좌절이 그 자체로 병리 현상을 일으키는 것은 아니다. 갈등이나 좌절이 기본 욕구나 그것과 긴밀히 연관되어 있는 부분적인 욕구를 위협하거나 저지당할 때만 병리 현상으로 이어진다."

그는 또한 "증상은 그 자체보다 그것의 궁극적 의미, 즉 그것의 궁극적 목적과 결과가 중요하다"라고 강조한다. 표면적 욕구 자체보다 그것이 무엇을 의미하는지, 어디로 이어지는지를 깊이 분석했을 때 드러나는 궁극적인 의미가 더 중요하다는 것이다. 이러한 맥락에서 매슬로는 생리적 욕구, 안전 욕구, 사랑과 소속감의 욕구, 자기존중 욕구, 자아실현 욕구라는 5단계 욕구 이론을 정립했다.

정신질환에서 외부로 표출되는 행위의 이면을 파악하는 것은 내면의 동기와 욕구를 이해하고 간파하는 데 큰 도움이 된다. 무엇 때문에 이런 행위를 했는지, 내면의 동기와 욕구를 통찰해야 질병의 원인을 제대로 찾을 수 있기 때문이다.

카를 융은 〈인간의 이해〉에서 콤플렉스의 본질과 작용 방식에 대해 심도 있게 설명한다.

"콤플렉스는 전체 인격에서 분리된 작은 인격과 같이 작용한다. 그것은 독립적이고, 그 자체로 추진력을 지니고 있으며, 우리의 생각과 행동을 조절하는 매우 강한 힘을 가지고 있다. 어떤 사람이 콤플렉스를 가지고 있다는 말은 그의 마음이 무언가에 사로잡혀 있어서 다른 것은 거의 생각할 수 없다는 것을 의미한다. 현대적 어법으로 '빠져 있다'란 말이다. 강한 콤플렉스는 자신은 잘 알아차리지 못해도 남은 쉽게 알아차릴 수 있다."

융은 콤플렉스와 인간의 관계를 역설적으로 표현한다.

"인간이 콤플렉스를 가지고 있는 것이 아니라, 콤플렉스가 인간을 가지고 있다."

이는 콤플렉스의 지배력을 강조하는 표현이다.
그는 콤플렉스가 정신병리로 발전하는 과정도 설명한다.

"이 투사의 정도가 심해져서 모두 자기를 욕하고 있다고 생각하거나 혼자 있을 때도 욕이 들리기 시작하면, 이것은 환청이라는 조현병이 된다. 즉, 자신의 콤플렉스를 타인에게 투사함으로써 안전을 꾀하려는 형태이다."

고대인으로로부터 온 편지

또한 융은 심리적 방어 기제로서의 투사에 대해 말한다: "이런 콤플렉스의 위협을 받은 사람들이 자기 내부를 향하기보다 다른 사람들을 구하는 일을 생각하는 것도 일종의 투사 기제가 움직이고 있는 것이다."

정신의 균형에 관하여.

"불안정한 정신에는 작은 에너지만 더해져도 당사자의 행동에 큰 변동이 일어난다. 새로운 경험이 정신에 들어와 끊임없이 그 균형을 무너뜨릴 것이다."

이러한 상황에서 융은 "정신의 균형을 회복하기 위해 일시적으로라도 세상에서 멀어지는 것이 필요하다"라고 조언한다.

융은 정신과 신체의 관계에 대해 다음과 같이 설명한다.

"신체 에너지와 정신 에너지 사이에 평형 관계가 있다는 것을 과학적으로 증명하기는 불가능하다. 그러나 두 체계 사이에서 어떤 상호작용이 일어난다고 믿었다. 즉 정신 에너지가 신체 에너지로 바뀌고, 신체 에너지가 정신 에너지로 바뀌는 것이다. 예를 들면 신체에 화학적인 영향을 미치는 약품이 심리적 기능에도 변화를 일으킨다는 것은 분명한 사실이다. 그리고 사고와 감정도 생리적 기능에 영향을 준다. 이것이 정신신체 의학이 성립되게 된 근거다."

융의 분석 심리학 접근법에서는 "사람의 말을 액면 그대로 받아들이지 않고, 그 이면에 무엇이 숨어 있는지 알아보는 법을 터득하고 있다"라는 점이 핵심이다.

또한 정신 에너지의 원리를 다음과 같이 설명한다.

"정신 속에서 에너지의 배분은 정신의 모든 구조 사이의 평형 혹은 균형을 추구한다. 긴장, 갈등, 스트레스 등은 모두 정신 내의 불균형에서 생기는 감정이다. 구조들 사이의 에너지 불균형이 심할수록 당사자가 경험하는 긴장과 갈등은 더욱 커진다."

융은 이러한 갈등의 해결에 대해서도 언급한다.

"마침내 이 갈등이 해결되고 두 구조 사이에 일종의 균형이 이루어지면 그 균형은 쉽게 무너지지 않는다."

이를 종합해 볼 때, 질병의 원인을 추적하기 위해서는 인간의 무의식에 내재된 콤플렉스를 추적해야 한다는 결론에 이르게 된다. 이것이 융의 분석심리학이 현대 정신의학에 제공하는 중요한 통찰이다.

인문학을 통찰해야, 인간이 보이고,
인간이 보여야 정신질환이 보인다

정신질환이라는 의학을 논하는 자리에서 철학이라는 단어를 꺼내는 것만으로도 부정적인 생각을 하는 분들이 분명히 있을 것이다. 하지만 장담하건대, 많은 분들이 알고 있는 '철학'의 의미와 내가 소개하고자 하는 '철학'의 의미는 분명 같지 않을 것이다. 철학을 통찰해야 인간이 보이고, 인간이 보여야 비로소 정신질환 치료가 가능하다. 나는 이러한 의미에서의 철학 내지는 인문학을 말하려 한다.

최진석 교수의 〈인간이 그리는 무늬〉에서는 다음과 같이 설명한다.

"인간이 그리는 무늬, 즉 인간의 동선을 통찰해야 한다. 인간의 활동을 가장 높은 차원에서 개괄해 이해해야야 한다. 인간의 동선을 파악한 후, 그 높이에서 행위를 결정하면 전략적이 된다. 그 차원에서 통찰해야 비로소 호기심이나 궁금증이나 상상력이나 창의력이 발휘된다."

환자의 몸과 마음, 그리고 인간관계 속 갈등의 흐름을 따라가며, 이를 높은 차원에서 궁금증과 상상력을 동원해 전략적으로 통찰해야 한다. 인간관계 속에서 만들어진 갈등 상황 패턴을 7병에 준해서 읽는 능력이 필요하다.

또한 그는 자기의 또 다른 저서, 〈탁월한 사유의 시선〉에서는 다음과 같이 말한다.

"인간의 동선을 파악한 후, 가장 높은 차원에서 생각하는 것이 철학이다. 인간의 흐름 자체에 궁금증과 상상력을 가지면서 시작된다. 대다수가 공유하는 관념에서 이탈하여 자신만의 궁금증과 상상력을 발동시키는 것이다. 철학적 높은 차원의 시선에서 상상력과 창의성이 발현된다."

최진석 교수는 철학을 지성적 시선으로 정의한다.

"상상력이나 창의성이 발현되는 높이의 시선, 그것이 지성적 시선이다. 그 지성적 시선으로 세계와 사람을 보는 방식이 철학이다."

철학은 시대 상황과 사람들이 처한 상황을 스스로 읽을 줄 아는 힘을 가져야 한다.

그는 철학의 본질이 궁금증과 상상력을 바탕으로 한 관찰과 몰입에 있다고 설명한다.

"철학은 궁금증과 상상력으로 관찰과 몰입을 해야 한다. 관찰을 유지시키는 힘은 집요함과 몰입이다. 궁금증과 상상력을 발휘하여 진실되게 매우 객관적으로 보고, 더 나아가 집요한 관찰을 통해 어떤 갈등 사건에 몰입하는 아주 높은 단계가 철학의 힘이다."

철학은 결국 "인간이 인간과 세상을 이해하고 관리하기 위해서 만든 매우 고효율적인 높은 수준의 장치"이며, "오히려 살아있는 '활동'이고 '사유'다. 즉 살아있는 사람들의 활동을 높은 시선으로 사유하는 전략적 차원이다."

최진석 교수는 마지막으로 철학의 실천적 성격을 강조한다.

"철학을 한다는 것은 결국 근본적이고 가장 높은 차원에서 세상과 사람의 생각 혹은 사유 능력을 발휘하는 것이다. 그런데 철학은 오히려 구체적인 현실과 함께 작동하는 것이다. 즉 철학은 이론이나 지식이 아니라 '경험'이고 '활동'이다."

환자의 몸과 마음의 동선의 흐름에서 왜 이러한 움직임과 심리적 활동을 하게 되었는지 근원적인 원인을 사실적이고 구체적으로 사유하는 높은 시선을 가져야 한다. 특히 사람들과의 갈등 속에서 왜 그런 반응과 대응을 했는지 높은 시선의 철학적 사유로 궁금증과 상상력을 동원하여 전략적으로 구체화해야 한다. 인간의 갈등 상황에서 발생한 패턴을 구분하는 능력을 갖추어야하며, 제강과 조문을 1차원적인 알고리즘이 아닌 내면의 함축된 의미를 높은 차원의 철학적 사유로 분석하고 개념화해야 한다.

리타 샤론의 〈서사의학이란 무엇인가〉, 매슬로의 〈동기와 성격〉, 칼 융의 〈인간의 이해〉, 최진석 교수의 〈인간이 그리는 무늬〉, 〈탁월한 사유의 시선〉 등 정신분석학, 심리분석학, 인문학, 철학적 사유를 통해 인간을 이해하고 인간의 내면을 간파해야 한다. 〈상한론〉의 한자에 압축된 파일에 숨겨진 사람의 행위를 읽어내야 한다. 한자의 글자만 액면대로 이해하면 안 되고 그 글자에 숨겨진 의미를 넘어서 인간의 행위를 통찰해야 한다. 그렇게 해야만 〈상한론〉이 담고 있는 가치와 철학을 제대로 이해할 수 있다.

고대인으로부터 온 편지

근원적 치유, 이미 세상에 나와 있다

'소울루션'은 다음과 같은 3가지 정신을 담고 있다.

첫째, 인간의 행위 이면에 존재하는 무의식과 기저 감정을 다룬다. 정신질환의 원인은 일관된 행동 패턴을 지속함으로써 몸과 마음의 균형이 깨진 상태다. 정신질환은 좌절이나 갈등이 욕구를 저지하거나 위협할 때 발생한다. 소울루션은 단순히 질병의 결과로 나타난 증상만을 없애는 것이 아니라, 질병의 원인이 되는 일관된 행동 패턴을 찾아 분류하고 그 이면에 있는 무의식의 기저 감정을 분석하여 환자에게 주지시켜 준다. 기저 감정은 초기 아동기에 발생하여 오랜 시간 잠복해 있다가 인생의 위기 시점에서 정신질환을 유발하는 방아쇠로 작동한다.

둘째, 몸과 마음을 연결하고 하나로 아우르는 생명 원리를 담고 있다. 인간의 정신과 육체를 이분법적으로 분리하지 않고 총체적인 하나의 인간을 치료의 대상으로 삼는다. 병을 앓고 있는 환자의 몸과 마음에 나타나는 변화인 이상 현상을 세밀하게 관찰하여 신체적 현상과 함께 병을 유발했던 정신적 현상, 생활 습관, 언어, 행동, 수면 패턴 등을 상세히 본다. '소울루션'은 인간의 몸과 마음을 분리하지 않고 동시에 함께 치료한다.

셋째, 생명현상을 유지하는 원동력이 되는 항상성을 정상화시킨다. 항상성이 깨져 인체의 시스템이 비정상화되었을 때 질병이 발생한다고 보고, 인체의 시스템을 정상화시키는 것을 치료의 목표로 삼는다. 몸과 마음의 정상적인 시스템이 무너지면 이상 신호인 병적 현상이 나타난다. 환자의 몸과 마음에 나타나는 병적 현상을 감별하고 각각의 조문에 배속되어 있는 정교한 자연 생약을 투여하면 인체는 정상 시스템을 회복하고 병적 현상이 사라진다. 인체가 정상 시스템을 회복하면 자연스럽게 곁가지와 같은 지엽적인 정신질환의 증상들은 사라진다.

결국 '소울루션'은 다음과 같은 목표를 가진다. 정신질환을 일으키는 행위 이면에 있는 동기를 분석하여 기저 감정을 무력화시키고, 이를 통해 환자의 삶을 교정하여 재발을 방지한다. 또한 몸과 마음은 긴밀하게 연결되어 있음을 말하는 심신일원론을 바탕으로 몸과 마음의 질병을 동시에 치료하며, 단순히 질병의 결과인 증상만을 없애는 것이 아니라 질병의 원인을 파악하여 인체의 시스템을 정상화함으로써 근본적인 치유를 이룬다.

'소울루션'의 치료는 진단, 치유, 적응, 훈습의 4단계로 구성된다.

먼저 진단 단계는 단순히 환자가 호소하는 증상에만 집중하지 않는다. 이는 진정한 치유를 위한 가장 중요한 과정으로, 질병을 경험하는 인간과 질환에 대해 총체적인 이해를 필요로 한다.

우선 서사 의학적 진단으로 시작한다. 환자와의 깊은 대화를 통해 환자의 삶을 이해하고 질병 발생 당시의 상황을 재구성하여 질병의 원인과 진단의 실마리를 찾는 과정이다. 처음에는 환자가 가장 고통받고 있는 증상에 대해 대화를 나누고, 증상이 처음 나타난 시기와 당시 상황, 신체적·심리적 상태를 주의 깊게 듣는다. 이후 부모와의 관계, 가정환경, 형제 관계, 학창 시절 교우 관계, 직장 생활, 부부관계 등 질병을 일으킬 수 있는 인간관계를 파악하고 전체적인 삶 속에서 신체적·정신적 상태를 확인한다. 심지어 모태에서부터 유년 시절까지 역추적하기도 한다.

이를 바탕으로 질병이 유발되거나 심화되는 상황과 이에 대응하는 환자의 생활양식을 분석한다. 질병 발생에 어떤 의미를 부여하는지, 어떤 목적을 가지고 행동하는지 등을 확인하며 질병의 원인을 추적해 간다. 의사는 환자의 이야기 속에서 질병이라는 범인을 잡는 명탐정이 되어 원인을 탐색하고, 인과관계를 고려한 의학적 프로파일, 즉 질병의 이야기를 완성한다.

서사 의학에는 또 다른 중요한 치료적 가치가 있다. 서사 의학적 진단 과정에서 환자는 자신의 삶을 차근차근 이야기하는 가운데 자아 성찰의 시간을 갖게 된다. 자기 자신에 대해 잘 안다고 생각했지만, 미처 몰랐던 부분이나 병을 심화시키는 행동 패턴을 깨닫고 교정하게 되는 것이다. 이는 환자의 내적 갈등을 해소해 주고 자아 성찰을 돕는 과정이다. 의사는 적절한 질문으로 끝까지 질병의 원인을 추적하고 환자의 내적 치유를 이끌어내야 한다. 모든 치료에 있어서 문제는 증상에만 국한된 것이 아니라 그 사람 전체에 걸쳐있기에, 의사는 인간 전체를 다룰 수 있는 질문들을 던져야 한다.

진단에서 다음으로 중요한 과정은 서사 의학적 진단으로 얻은 삶의 이야기를 토대로 질병의 원인을 패턴으로 분류하는 것이다. 질병의 원인이 되는 일관된 행동 패턴과 질병에 반응하여 나타나는 몸과 마음의 변화를 7가지 패턴으로 분류하여 진단한다. 인간의 행위 이면에 있는 내면의 동기, 욕구, 기저 감정을 밝혀내면 질병의 근본적인 치료가 가능해진다.

소울루션에서 치유자는 가슴으로는 환자의 이야기에 공감해야 하고, 머리로는 질병의 원인을 찾기 위한 이성적 판단을 해야 한다. 감성과 이성적 판단이라는 두 가지 작업을 동시에 진행해야 하는 고된 정신적 활동이 필요하다. 가슴으로 공감하면서 동시에 머리로는 진단을 스크린하는 이 작업은 절대 쉽지 않다.

두 번째는 치유의 과정이다. 건강한 몸은 건강한 마음을 담는 그릇이고, 건강한 마음은 건강한 몸의 뿌리이다. 인간은 몸과 마음이 서로 영향을 주고받는 가운데 질병이 발생하거나 치유되는 존재이다.

'소울루션'은 질병이 발생했을 때 몸과 마음에서 나타나는 이상 현상을 세밀하게 관찰하여 감별한다. 비정상적인 몸과 마음의 상태에서 나타나는 이상 현상을 살펴서 최종적으로 도출된 〈상한론〉처방을 투여한다. 각각의 현상에 따라 정교한 비화학적 약물인 자연 생약으로 인체의 항상성을 회복시켜 몸과 마음의 질환을 근본적으로 치유한다. 이는 비정상적인 시스템을 근원적으로 치유하지 않은 상태에서, 결과적으로 뇌 신경전달물질만을 조절하는, 증상의 완화만을 목표로 하는 의학과는 차이가 있다.

세 번째는 적응의 과정이다. '소울루션'은 온전한 나를 향해 차근차근 나아가는 적응의 의학이다. 마음의 문제는 몸의 문제와 함께 점진적으로 조율해 나가야 한다. '소울루션'은 몸과 마음의 균형을 되찾아 근본적인 치유를 목표로 하지만, 단기간에 즉각적인 효과가 나타나는 것은 아니다.

일반적으로 정신질환은 단기간에 형성된 것이 아니다. 앞에서 언급했듯이 엄마의 뱃속에서 시작하기도 하고, 더 나아가서는 유년기를 거쳐 형성되기도 한다. 그 속에는 몸과 마음의 문제가 복잡하게 얽혀있고, 질환의 특성상 예측 불가능한 면도 많다. 정신 질환은 오랜 세월 동안 잠재의식이나 뇌 부위에 고질화, 만성화되어 있다. 그렇기에 환자의 상태와 치료에 대한 협조, 적응 속도에 따라 치료의 방향과 기간이 결정된다.

한약이라는 생약 복합 처방이 인체를 비정상에서 정상으로 회복시키는 데는 시간이 필요하다. 한약이 인체를 점진적으로 서서히 정상화시키는 과정이 필요한 것이다. 하지만 일부 환자들은 이 과정을 충분히 견딜 인내심이 부족한 경우가 있다.

약물에 대한 인체의 반응기인 '적응 기간'을 거치면서 인체는 서서히 균형을 되찾아간다. 재발을 방지하고 온전하게 치유하기 위해서는 급하지 않게 천천히 정상으로 복원시켜야 한다. 이러한 조율과 적응의 시간은 치료 과정에서 빼놓을 수 없는 매우 중요한 과정이다. 이와 같이 점진적인 적응을 통해서 몸과 마음이 정상화되고 완전한 회복의 단계로 진입하게 된다.

마지막 네 번째는 훈습의 단계이다. 기저 감정은 한 사람의 행동과 사고의 이면에 숨어있는 감정이다. 한 사람의 행동과 사고, 정서를 지배하는 중심 감정으로 마음 질환을 유발하는 원인이 된다.

이 기저 감정은 엄마의 뱃속에서부터 초기 아동기와 유년기에 주요 양육자와의 관계에서 발생한 심리적 좌절이나 결핍에서 발생한다. 유년기에 잠재의식 속에 자리를 잡고 고착화되며, 그

후 성장하면서 인생의 중요한 시기에 큰 좌절을 겪는 인생 위기의 사건에 방아쇠가 되어 기저 감정이 촉발되어 병을 유발하게 된다.

기저 감정은 현재까지도 한 사람을 지배하는 핵심 감정이다. 현재를 지배하는 과거의 감정을 꺼내어 직면하고 무력화시켜 자유로워져야 한다.

몸처럼 오랜 세월 동안 딱딱하게 굳어진 마음이 치유되기 위해서는 환자 스스로 한 걸음 한 걸음 천천히 내딛는 단계를 겪어야만 온전한 치유로 나아갈 수 있다. 소울루션에서는 환자 개개인마다 왜 질병이 발생했는지 원인을 찾아준다. 그리고 이를 환자에게 온전히 설명하는 단계를 거친다. 내가 무엇 때문에 정신적으로 힘든지를 인식하게 되면 스스로 개선해 나가는 방법을 터득하게 된다.

환자가 10월10일 한의원에 처음 내원하면 먼저 두 장의 설문지를 꼼꼼하게 작성하게 된다.

첫 번째 설문지는 질병의 원인을 찾기 위한 병력 청취를 위한 것이다. 질병이 발생했을 당시의 원인과 현재 질병 발생 시의 상황, 그리고 그때 나타난 몸과 마음의 변화를 체크하게 한다. 또한 유년 시절(대략 13세 이전) 부모와의 관계 및 가정환경에 대해서도 체크하게 하며, 마지막으로 현재 증상과 유사한 질병이 과거에 발생했다면 이를 간략하게 적게 한다.

두 번째 설문지는 현재 내 몸과 마음에 나타나는 증상과 현상을 꼼꼼하게 체크하는 것이다.

그리고는 소울루션 갤러리로 이동하여 약 10분 정도의 동영상을 보게 한다. 이 영상은 내가 직접 출연한 것으로, 환자로 하여금 소울루션 치료법이 무엇인지, 한약으로 정신질환을 어떻게 치료하는지에 대한 예비지식을 설명한다. 대중들로 하여금 한의학을 통한 정신질환 치료에 대해 오해와 불신을 해소하기 위해 제작한 동영상이다. 본격적으로 환자들을 진료 보기 시작하면, 사전 이해와 설득에 많은 시간이 소비되어 이를 해결하기 위한 자구책으로 제작했다. 환자와 보호자인 가족 전체가 시청하고 나서 본격적인 진료에 돌입한다.

치유자는 먼저 환자와 1:1로 진료를 시작한다. 보호자가 없는 상태에서 자유롭게 이야기하게 하는데, 이는 보호자가 개입되면 내면의 감정을 표출하지 못하는 경우가 많기 때문이다. 서사 의학적 진단과 7병 변병진단을 진행하며, 환자와의 깊은 대화 속에서 질병의 원인을 찾고 처방이 결정된다. 평균 약 30분에서 1시간 정도의 시간이 소요되며, 경우에 따라서는 2시간 이상이 걸리기도 한다. 왜냐하면 숨어있거나 복잡하게 얽혀있는 원인을 끝까지 찾을 때까지 파고들기 때문이다.

원인도 찾고, 변병진단으로 7병이 정해지면 카테고리에 속한 조문을 찾는다. 조문은 환자가 주로 호소하는 증상을 유발하고

고대인으로부터 온 편지

심화시킨 병리적 현상이다. 비정상적인 몸과 마음에서 만들어진 사인Sign을 확인하면 자연적으로 〈상한론〉 처방이 도출된다. 각 패턴에 속한 처방을 합하면 123개 처방에서 찾아내는 지난한 과정을 거쳐서 비로소 결정된다. 처방이 결정되면 이제 보호자를 부른다. 환자와 보호자가 동참한 상태에서 질병의 원인을 설명해 준다.

정해진 카테고리에 준해서 원인을 설명해 주면 대체로 보호자는 깊이 공감한다. 보호자가 바라본 객관적인 상황이 새롭게 나올 수도 있다. 보호자를 통해 확증할 때가 많지만, 간혹 새로운 사실들을 발견할 때도 있다. 때로는 환자에게서 보지 못했던 사실을 발견하기도 한다. 이렇게 해서 완벽하게 원인과 처방이 정해지면 평균 약 1시간 이상의 진료 시간이 소요된다.

그런 다음에는 치료 전후의 객관적인 자료를 위해서 DSM (정신질환 진단 및 통계 편람) 진단 검증 체크를 하고, 문장완성검사를 주어서 15일 후에 작성해 오게 한다. 15일마다 한약 복용 후의 상태를 확인하며, 양손 그리기를 통한 삶의 의미 찾기, 자신의 장단점 적어 오기 등 자신감을 찾아가는 마인드 컨트롤 연습을 진행한다. 대개 3개월마다 재평가를 해서 스스로 호전되어 가는 자신을 객관적인 지수로 확인하게 한다.

'소울루션'에서는 정신질환의 상병명에 크게 구애받지 않는다. 현재 환자를 힘들게 하는 비정상적인 몸과 마음의 시스템만 정상화시켜주면 가지적이고 지엽적인 증상들은 점차 사라지기 때문이다.

내가 왜 이렇게 확신을 가지고 자신 있게 말할 수 있는가? 나의 자신감은 어디서 나오는가? 바로 환자로부터 나오는 것이다. '소울루션' 치료법으로 정확한 처방만 투여된다면 환자 스스로 놀라운 치유 효과를 말해준다. 이전에 경험하지 못한 변화되는 치유의 몸과 마음에 경이로움을 전달해 준다. 무엇보다 호소하는 증상이 없어지는 것 이외에도, 검정고시를 시도한다든지, 새로운 일자리를 통해 재기할 꿈을 꾸기 시작한다든지, 복수할 대상이었던 부모와 새로운 관계 형성을 시작하는 등 환자의 삶 자체가 변화되는 것을 목격하고 있다. 이것이 화학 약물을 통해 환자가 호소하는 증상을 잠시 덮어주는 일반적인 정신질환 치료법과 소울루션의 가장 큰 차이점이다. 나는 환자가 전해주는 치료 효과를 수없이 체험했기에 자신감을 가지고 이렇게 설파하고 있다.

고대인으로부터 온 편지

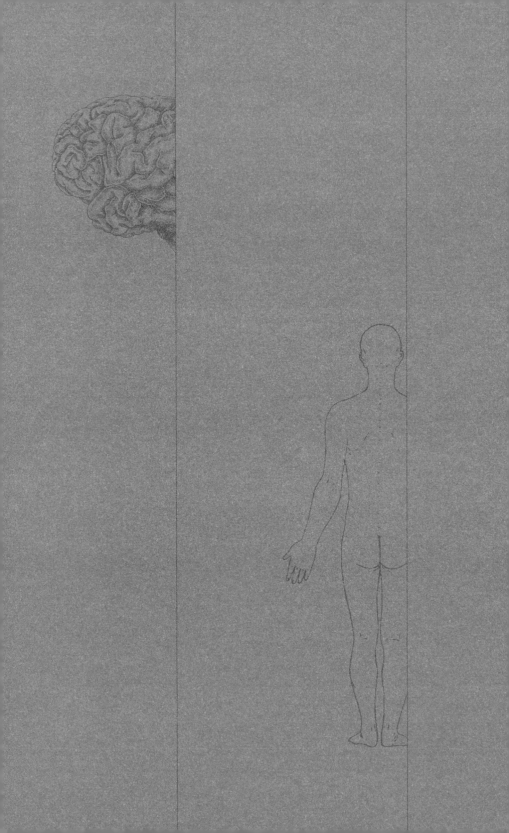

4장

정신질환,
'원인 치유' 현장

"병을 고치려거든, 먼저 그 병이

어디서 왔는지를 알아야 한다"

— 히포크라테스, 의학의 아버지

불안 정서로 인한 안전 욕구형
(걱정과 염려가 낳은 병)

전문 서적이 아니기에 정확한 진단 프로세스는 생략하도록 한
다. 하지만 '체질'이 아닌 병의 원인이 어떻게 분류가 되었는지, 약
간의 예시를 보여주도록 하겠다. (소울루션은 '체질'과는 아무런 연관이
없다. 오해 마시길) 위에 잠깐 소개한 사례들도 다시 보게 되면 일정
한 패턴이 보일 것이다.

제일 먼저 소개할 이 '안전 욕구형' 패턴은 사소한 사건으로
밤까지 연장되어 질병이 발생하는 경우다. 밤에 사소한 사건이
생각나고 염려로 인해 움직임이 줄어들며 걱정과 염려로 수면에
방해가 되어 질병이 발생한다.

사소한 스트레스로 생각과 염려가 많다는 것은 심리적으로

소심하고 대담성이 떨어져 불안감이 올라와 잠을 설치게 된다. 자신감이 떨어진 상태에서 미리 앞서 걱정하고 염려하여, 일어나지 않은 일에 대한 대한 불안감으로 인해 질병이 발생한다. 갈등을 초래한 상대에게 직접 대응하지 못하고 스스로 긴장, 불안, 두려움, 짜증으로 질병이 발생하는 패턴이 바로 '안전 욕구형' 패턴이다.

40대 후반의 남성 환자가 있었다. 그는 유년 시절 아버지의 심한 음주 문제로 상처를 많이 받았다. 아버지는 술만 마시면 폭언과 폭행을 일삼았고, 집안은 항상 갈등으로 가득했다. 누나와 둘 사이의 외동아들이자 장남으로, 그는 매번 아버지가 술에 취해 집에 들어오는 날이면 숨을 죽이며 불안과 두려움 속에 떨었다.

15년 전, 인테리어 회사에 다니던 중 업무 실수로 문책을 당한 뒤부터 심한 자책감에 시달렸고, 그때부터 마음속 불안과 우울이 시작되었다. 이후 그는 스스로 사업을 시작했지만, 일이 있을 땐 정신없이 몰두하며 증상이 드러나지 않았다. 반면 일이 뜸해지면 불안감이 커졌고, 밤이 되면 온갖 걱정과 염려가 머릿속을 맴돌아 잠을 이루기 힘들었다.

코로나 시기 격리 생활을 겪으면서 불안은 더욱 악화됐다. 가슴이 두근거리고 공황발작 증상까지 나타났다. 특히 자신의 사업이 무너질까 두려움이 극심해졌고, 고객을 만나거나 낯선 상황에 처하면 온몸이 떨려 턱까지 부들부들 떨곤 했다. 이런 전신 떨림을 들키지 않으려 애쓰다 보니 오히려 긴장감은 더욱 높아졌다. 결국 일상적인 생활조차 어려운 상황에 이르렀다.

그러나 치료를 통해 서서히 증상이 완화되기 시작했다. 가슴 두근거림, 전신 떨림, 턱 떨림 증상이 줄어들었고, 불안과 공황장애도 함께 사라졌다.

또 다른 환자는 30대 여성으로, 조울증과 조현병 진단을 받았으며 환청과 망상 증세도 동반하고 있었다. 외모는 여리여리하고 가냘픈 인상이었고, 유년 시절은 비교적 평온했다. 부모님은 온화했고, 오빠와 함께 남매로 사랑받으며 곱게 자랐다. 말하자면 '온실 속 화초' 같은 삶이었다.

그런 그녀가 대학 시절 처음으로 집을 떠나 필리핀으로 어학연수를 가게 되었다. 처음 겪는 타지 생활에 긴장과 불안이 컸다. 그 시기에 '오빠 선배'라는 남자가 접근해 왔고, 그녀는 두려운 마음에 단호히 거절했다. 그런데 그 후 그 남성이 SNS에 그녀를 비방하는 글을 올렸다. 그녀는 그 일에 대해 누구에게도 말하지 못한 채 억울함과 분노를 가슴속에 눌러 담았다. 그러던 중 환청과 피해망상 증상이 시작되었다.

이후 정신과 약물로 상태를 유지해 왔다. 대학을 졸업한 뒤, 첫 직장에서 상사의 폭언으로 또다시 분노가 쌓였고, 결국 3년 만에 이직했다. 그런데 새 직장에서 직원들이 자신을 두고 수군대는 모습을 보게 되었다. 그때도 그녀는 아무 말도 하지 못하고 또다시 속으로만 화를 삭였다. 그때부터 조증 증상이 나타났고, 첫 방문 당시 그녀는 말이 많고 흥분된 상태였으며 말의 흐름도 두서가 없었다.

그녀는 어릴 때부터 매우 조심스럽고 소심했으며, 신체적으로도 활발한 편은 아니었다. 운동을 거의 하지 않았고, 공부와 사무직 일 중심의 삶을 살다 보니 외부 자극에 매우 취약했다. 반복되는 상황 속에서 말로 표현하지 못한 분노가 점점 가슴에 쌓였고, 그것이 결국 '꼭지가 돌았다'고 표현할 정도의 과대 흥분 상태로 폭발하게 된 것이다. 조증과 함께 환청과 망상까지 동반되었다.

하지만 치료 과정에서 그 원인들을 하나하나 짚어가며 증상을 정리하고, 그녀에게 맞는 처방을 지속한 결과, 환청과 망상이 사라졌고 조울증도 소실되었다. 현재는 새로운 직장에서 잘 적응하며 생활하고 있고, 스스로도 자신의 감정 패턴을 인지하고 개선하려고 노력하고 있다. 최근에는 근력 운동을 하며 체력도 키우고, 소심했던 내면을 담대함으로 바꾸기 위해 감정을 건강하게 표현하는 연습도 하고 있다.

이런 유형의 환자들에게는 다음과 같은 조언을 한다.

첫째, 작은 걱정과 염려가 쌓이지 않도록, 규칙적으로 신체 활동을 하길 권한다.

둘째, 달리기나 근력운동처럼 땀을 내는 활동은 단순한 체력 향상을 넘어서, 내면의 긴장감을 해소하고 자신감을 회복하는 데 큰 도움이 된다.

셋째, 불안할수록 타인에게 의존하거나 상황을 회피하지 말고, 스스로 정면으로 마주하고 대처하는 훈련이 필요하다.

넷째, 또한 수면 패턴은 가급적 일정하게 유지하여 신체적, 정신적 리듬을 안정적으로 지켜야 한다.

완벽 추구 정서로 인한 성취욕구형
(과몰입과 집착이 낳은 병)

　'성취욕구형'은 한 가지 일에 너무 집중하고 몰입하여 호흡이 곤란해지고 가슴이 벅차올라, 심하게 두근거리면서 가슴부위가 쓰리고 아프며 음식을 잘 먹지 못하는 패턴의 환자를 말한다.

　한 가지 일에 몰입하고 집중한다는 것은 자신이 이루려고 하는 집착이 강한 것이다. 자신이 의도한 대로 이룰 수가 없으면 가슴이 답답해오고 두근거리며 호흡곤란까지 온다. 자신이 성취하려는 것을 이루지 못하거나 사람들과의 관계와 갈등 상황에서도 자기 뜻대로 안 되면 답답해하고 가슴부위에 압박이 들어온다. 어떻세든 사신이 원하는 내로 이루려고 자신을 혹사시키면서 정신적으로 몰입하고 집착하여 질병으로 연결된다.

또 다른 환자는 30대 여성으로, 의료공단에 근무하는 공무원이었다. 그녀는 유년 시절 아버지의 폭언과 폭행에 시달리며 자랐다. 아버지는 술만 마시면 자신을 자책하며 가족에게 분노를 쏟아냈고, 그녀는 늘 그 분노의 대상이 되었다. 사랑받기보다는 상처받으며 자란 그녀는, 점차 아버지에 대한 깊은 원망과 억눌린 분노를 마음속에 품게 되었다.

초등학교 시절에는 교통사고를 당했고, 고등학교 때 폐결핵까지 앓았지만, 부모는 큰 관심을 보이지 않았다. 그녀는 그런 부모의 무관심에 상처받았고, 이 역시 마음속 깊은 원망으로 남았다. 사회인이 되어 의료공단에 입사한 후, 매일 의사들과 마주하면서 자신은 왜 저들과 같은 길을 걷지 못했는가에 대한 열등감이 커졌다. 자존감은 점점 낮아졌고, 결국 로스쿨에 진학해 전문직으로 전환하고자 마음을 먹었다.

낮에는 공단에서 근무하고 밤에는 로스쿨 공부를 병행했지만, 현실은 녹록지 않았다. 체력과 집중력이 한계에 다다르며 점점 짜증이 늘었고, 직장 내 인간관계도 삐걱거리기 시작했다. 과로 속에서 몸과 마음은 지쳐갔고, 원하는 성과가 나오지 않자 가슴이 답답해지며 호흡곤란 증상이 나타났다. 결국 쓰러졌고, 병원에서는 공황장애 진단을 받았다. 이후 공부를 포기했고, 직장에서도 감정조절이 잘 되지 않아 분노가 자주 폭발했다.

하지만 치료를 시작한 뒤 그녀의 삶은 서서히 안정되기 시작했다. 현재는 공황장애 증상이 모두 사라졌고, 한약을 포함한 모든 약물도 끊고 일상으로 돌아와 건강한 생활을 이어가고 있다.

다음은 40대 초반의 여성 환자의 이야기다. 조현병 진단을 받고 10년 넘게 정신과 약물을 복용해 왔던 환자다. 초진 당시 나는 그녀의 삶의 이야기를 천천히 들어주었고, 1시간이 훌쩍 넘는 진단 시간을 통해 그녀의 깊은 내면을 조금씩 이해할 수 있었다.

어린 시절 그녀는 맞벌이하는 부모님 아래서 언니와 둘이 외롭게 자랐다. 부모의 빈자리를 늘 그리워하며, 언니에게 과도하게 의지했다. 그 애착은 분리불안 수준이었고, 이후에도 관계에 대한 집착으로 이어졌다.

20대 중반, 방송국 설비 부서에 근무하던 그녀는 캐나다로 워킹홀리데이를 떠났다. 대학 시절, 정신적으로 잘 맞았던 첫 남자친구와의 이별 이후 상실감이 컸던 탓인지, 타국에서 방황하며 스스로를 놓아버리는 시기를 겪었다. 그러다 문득 자신이 너무도 타락했다고 자책했고, 도덕적 죄책감에 시달리게 되었다. 결국 교회에서 참회하던 중 갑작스럽게 이상행동을 보였고, 폐쇄병동에 입원하며 정신과 약물치료를 시작하게 되었다.

그때부터 그녀는 환청과 망상에 시달렸다. 기억은 뒤엉켰고, 생각은 꼬리에 꼬리를 물며 끝없이 이어졌다. 영혼의 세계, 과거의 기억들이 실처럼 얽혀 그녀의 의식을 지배했다. 특히 첫 남자친구에 대한 집착은 쉽게 사라지지 않았고, 이를 둘러싼 강박과

고대인으로부터 온 편지

편집증도 점점 심해졌다.

그녀의 치료는 내 예상보다 빠르게 진행되었다. 나는 최소 1년 이상 걸릴 거라고 생각했지만, 3개월 만에 눈에 띄는 회복이 있었다. 이후에도 간헐적으로 한약을 복용하며 스스로 상태를 잘 관리했다. 최근에는 약 6개월간의 치료를 마치고 온 가족이 함께 내원해 감사 인사를 전했다. "정말 기적처럼 나았다"고 했다. 현재 그녀는 택배업무와 영어학원 관리 업무를 병행하며 사회생활을 무리 없이 이어가고 있다. 정신과 약도 전면 중단했다. 내가 말하는 삶의 변화는 바로 이런 것이다. 단순히 증상을 잠시 없애주는 것이 아니라, 환자가 살아가는 '삶'의 궤도를 더 나은 방향으로 바꾸는 것 말이다.

사실 그녀는 초진부터 나와 라포가 잘 형성된 케이스였다. 대화가 잘 통했고, 서로의 내면세계에 대한 이해도도 높았다. 다만, 언니는 한의학에 대한 불신이 깊었고 "한약으로 치료 안 되면 어떻게 할 거냐"며 공격적인 태도를 보였다. 순간적으로 불쾌했지만, 어머니의 간절함과 환자 본인의 치료 의지를 보고 치료를 시작했다. 이후에는 가족 모두가 치료 효과를 인정하고 재발 방지를 위해 한약 복용을 자발적으로 이어가고 있다.

치료 후 그녀가 남긴 후기에는 다음과 같은 말이 담겨 있었다.

"이전에는 약의 부작용으로 무기력증, 과수면, 체중 증가, 우울감, 감정의 무감각함이 있었습니다. 하지만 10월 10일 한의원에서 몸이 회복되는 경험을 하였습니다. 예전의 활력이 돌아왔고, 에너지와 의욕이 생기며 정상 체중도 회복되었습니다. 새 인생을 되찾은 느낌입니다. 강박과 집착이 심했고 완벽해지려는 불안이 있었지만, 한약과 상담을 통해 내려놓는 연습을 하게 되었고, 생활 습관 개선에도 큰 도움을 받았습니다."

이러한 유형의 환자들에게는 다음과 같은 조언을 한다.

첫째, 한 가지 일에 과도하게 몰입하는 습관을 줄이는 것이 중요하다. 둘째, 자신의 기준이나 원칙을 너무 고집하기보다는 유연한 사고를 기르는 연습이 필요하다. 셋째, 계획대로 되지 않는다고 해서 조급해할 필요는 없다. 인생은 언제든 방향을 바꿀 수 있다. 넷째, 스트레스나 과도한 몰입 상태에서 식사를 거르지 말아야 한다. 특히 밤에는 정신적인 과몰입보다는 가벼운 운동이나 산책 등 몸을 움직이는 활동을 추천한다.

고대인으로부터 온 편지

피해의식으로 인한 우월 및 쟁취 욕구형
(상처, 트라우마, 좌절, 적개심이 낳은 병)

'쟁취 욕구형' 환자는 사람들과의 관계 속에서 갈등 상황으로 가슴 깊이 상처를 받아 응어리가 맺혀 병이 발생한다. 사람에게 상처를 받고 급기야 은둔형으로 변하며, 번민과 괴로움으로 사람들 만나기를 기피하고 사회생활도 꺼려한다. 가슴에 응어리가 맺혀 명치 부위가 단단하게 굳어지고 자주 체하는 현상을 호소하는 패턴이다.

누구보다 잘하고 싶고 인정받으려는 욕구가 강하여 역동적인 활동을 한다. 그런 과정에서 자신이 인정받지 못하고 무시당하거나 상처를 받으면 가슴에 분노, 적개심으로 맺힌다. 평소에 승부욕이나 경쟁심이 강하고 자존심이 강하여 누군가 상처를 주면 피해의식이 발동하여 가슴 깊은 곳에 트라우마를 품게 된다. 가슴에 상처를 준 사람에게 점점 적개심을 키우고 심지어 복수심도 가슴 깊숙이 간직하면서 강한 분노를 표출하는 패턴이다.

이번에는 30대 여성 교사의 사례다. 그녀는 우울증과 함께 분노조절장애로 고통받고 있었다. 유명한 여대를 졸업했으며, 대학 동기들과도 가깝게 지내는 밝고 사교적인 성격이었다. 특히 대학 시절부터 가장 친하게 지내던 친구가 있었는데, 둘은 서로의 일상을 공유하며 거의 가족처럼 지냈다. 부모님도 그 친구를 좋아했고, 양가 가족끼리도 자주 왕래하며 '찐친' 관계로 돈독한 사이였다.

하지만 친구에게 남자친구가 생긴 뒤부터 관계가 점차 멀어지기 시작했다. 본인도 대학원 졸업을 앞두고 바빴던 시기라 자주 보지 못했지만, 마음속에는 서운함이 점점 쌓였다. 어느 날, 친구에게 "요즘 좀 우울하다"며 가볍게 말했지만, 친구는 무심히 넘겼고 별다른 반응도 없었다. 참으려 했지만 서운한 마음이 자꾸 고개를 들었고, 결국 메시지로 감정을 솔직히 표현했다. 하지만 돌아온 답장은 충격적이었다. 친구는 단호하게 관계를 정리하자고 했고, 만나서 이야기해도 소용없다는 식으로 거절했다. 가장 믿었던 사람에게 느닷없이 외면당한 충격은 컸다. 이후 자연스럽게 대학 동기들과도 멀어지게 되었다.

사실 그녀는 대학 시절에도 큰 상처를 겪은 바 있었다. 첫 남자친구와 동거하다시피 하며 결혼까지 약속했지만, 갑작스레 이별을 통보받았다. 그 과정에서 자신이 이용당했다는 생각이 들었고, 깊은 우울감 속에서 자살 시도까지 했었다. 당시 가장 친한 친구에게 하소연하며 의지하려 했지만, 이번엔 그 친구마저 등을 돌렸다. 두 번의 배신은 그녀의 마음을 철저히 무너뜨렸다. 삶에 대한 의욕도, 사람에 대한 신뢰도 모두 사라졌고, 그녀는 죽고 싶다는 생각만 계속 들었다.

그녀의 이야기를 깊이 들여다보니, 어린 시절에도 상처는 이미 존재하고 있었다. 부모와의 갈등이 심했고, 특히 남동생에게 편애가 심했다. 자신은 부모에게 사랑받지 못했다는 애정결핍이 마음속 깊이 자리 잡고 있었다. 그래서 타인으로부터의 인정과 사랑에 대한 욕구가 지나치게 강했고, 그런 욕구가 좌절될 때마다 극심한 우울과 자책에 빠지곤 했다.

가장 친한 친구와의 단절, 첫사랑의 배신은 결국 그 욕구가 좌절되며 만들어진 커다란 응어리였다. 특히 분노가 올라올 때면 가슴이 답답하고 명치 부위가 꽉 막히는 증상, 감정이 조절되지 않고 격하게 분노를 표출하는 모습도 확인할 수 있었다.

치료는 그녀의 내면에 쌓인 억울함과 슬픔을 하나하나 풀어내는 과정이었다. 자연스레 도출된 처방을 복용하며, 억눌려 있던 감정이 서서히 흘러가기 시작했다. 마음속 응어리가 녹아내리듯 풀리면서, 오히려 '용서해도 괜찮겠다'는 마음이 올라왔다. 지금은 복직하여 교단에 서고 있고, 진실된 사람과의 새로운 연애를 시작해 잘 지내고 있다. 내가 권해준 책을 읽으며, 스스로를 돌아보고 삶을 새롭게 바라보는 법을 익히고 있다. "왜 그렇게 사람에게 연연했는지, 왜 작은 말에도 깊이 상처받았는지 이제 알겠다"며 자신의 내면을 성찰하고, 조금씩 성장해 나가고 있다. 또 다른 삶의 변화다.

또 하나의 특별한 사례가 있다. 이번엔 13세 남자아이의 이야기다. 다른 의료기관에서는 분노조절장애와 충동조절장애 진단을 받았고, 일단 분노가 오르면 제어가 되지 않아 엄마를 폭행하거나 기물을 파손하곤 했다. 그 때문에 경찰에 신고되어 조사를 받은 적도 있었다. 사건의 내막을 차근히 들어보니, 아이에게도 말 못 할 깊은 상처가 있었다.

원래는 큰 문제 없이 자라던 아이였다. 하지만 아버지가 중병에 걸려 장기 입원을 하면서 상황이 급격히 변했다. 아버지가 건강할 땐 아무 문제가 없었다. 그러나 긴 병상 생활로 인해 아버지가 곁에 없게 되자, 아이는 그 부재를 받아들이지 못했다. 아버지가 있는 친구들과 비교하게 되었고, 자존심이 상하며 마음속에 분노가 자라나기 시작했다.

아이의 꿈도, 생활도 바뀌었다. 그는 그 모든 원인이 아버지의 병 때문이라고 생각했고, 점점 아버지를 원망하게 되었다. 면회를 다녀오면 눈물을 흘리기도 했지만, 동시에 분노도 함께 치밀었다.

복잡한 감정은 엄마에게 향했다. 아버지를 잃은 현실을 바꾸지 못한 엄마에게 분노를 터뜨리고, 주변 사람들에게도 감정을 제어하지 못한 채 폭력을 행사하곤 했다.

이 아이는 아버지의 병으로 인한 환경 변화, 그것이 가져온 감정의 혼란 속에서 방향을 잃고 있었다. 애초에 분노의 뿌리는 '상실'과 '슬픔'이었다. 그 복잡한 감정이 정리되지 못한 채 억눌리면서 분노로 바뀌어 폭발한 것이었다.

치료는 단순히 공격성을 낮추는 데 있지 않았다. 그 감정의 뿌리를 이해하고 풀어주는 것이 우선이었다. 치료가 진행되면서 아이는 서서히 아버지와 엄마에 대한 원망을 내려놓기 시작했고, 지금은 학교에도 잘 적응하며 이전보다 훨씬 평온한 생활을 하고 있다.

이런 환자들에게 나는 다음과 같은 조언을 한다.

첫째, 매일 산책을 하며 마음속에 쌓인 감정을 발 밑, 땅으로 흘려보내라.

둘째, 억울했던 감정, 상처를 준 사람들에 대한 분노를 가슴에서 내려놓고 비워야 한다.

셋째, 상대와 자신을 자꾸 비교하며 느끼는 열등감, 굴욕감에서 벗어나 자존감을 회복해야 한다.

넷째, 승부욕이나 우월의식, 상대방을 이겨야만 한다는 경쟁심도 때로는 화가 되기도 한다.

다섯째, 모든 문제를 외부 탓으로 돌리지 말고, 스스로의 내면을 돌아보며 피해의식을 극복하려는 자세가 필요하다.

고대인으로부터 온 편지

열등감 정서로 인한 충족 욕구형
(강박증과 자신감 부족이 낳은 병)

　'충족 욕구형' 환자에게는 분명하고 정확하게 하려고 하는 것이 질병이 된다. 자신이 정한 기준과 원칙에 만족과 성취가 될 때까지 확인하려고 한다. 그래도 자신이 정한 기준에 만족과 성취가 안 되면 음식으로 채우려고 하여 체중이 증가해 질병이 발생하는 패턴이다.

　분명하고 정확하게 하려는 것은 의심이 많고 불안하여 반복적으로 확인을 하는 것이다. 평소에 열등감에 젖어서 항상 자신이 부족하다고 생각하여 위축감을 가진다. 자신이 원하는 대로 만족감을 느끼지 못하여 불안해하고 열등감을 느껴서 자존감이 떨어진다. 항상 다른 사람에게 눈치를 보고 자신의 감정을 표현하지 못한다. 자신이 부족하다는 열등감과 자존감 저하로 부단히 노력하고 채우려고 하여 반복적으로 확인하려는 강박증으로 중독적인 강박사고와 강박행위가 일상생활에 장애를 초래한다. 자신이 만족하지 못하면 불안감이 증폭되어 일차적 본능인 음식으로 채우려고 하여 점점 체중이 증가하는 패턴이다.

이번에는 20대 중반의 남성 환자 이야기다. 그는 조현병, 특히 망상 증상이 심했으며, 강박증과 불안장애 진단도 함께 받았다. 겉보기엔 안정적인 가정에서 자란 장남이었다. 부모의 기대에 부응하기 위해 늘 착하고 순종적인 모범생으로 살아왔고, 초등학교부터 고등학교까지 10년 내내 반장을 도맡을 정도로 성실했다.

하지만 성실함 뒤에는 항상 '나는 부족하다'는 자기비하가 따라붙었다. 공부에 매진했지만 기대한 만큼의 성과가 따르지 않았고, 그럴수록 자신을 더 몰아붙였다. 대학에 진학한 후에도 한계를 느끼며 점차 지쳐갔고, 군 입대를 계기로 위기가 찾아왔다.

최전방 GP에서 적외선 감시 업무를 맡으며 극도의 긴장 속에 지내던 중, 성희롱을 당하는 사건이 있었다. 분노가 차올랐지만, 부모에게 실망을 주기 싫다는 마음으로 감정을 억눌렀다. 그러다 갑작스레 '영혼이 몸을 떠났다'는 망상에 휩싸였고, 그때부터 침 삼키는 것조차 두려워졌다. 선해지고 싶다는 집착, 진리를 찾겠다는 강박, 자아에 대한 과한 탐구심이 정신을 혼란스럽게 만들었다.

제대 후 복학했지만 일상에 적응하지 못하고 관계망상이 심화되었다. 첫 내원 당시 그는 턱이 굳어 덜덜 떨고 있었고, 침 삼키는 데도 어려움을 겪었다. 음식에 대한 강박, 타인의 시선을 두려워하는 회피 행동, 지나가는 사람을 자꾸 확인하는 버릇, 호흡 시 이물감을 느끼는 강박 사고 등이 함께 나타났다. 불안과 공허감을 음식으로 메우려 했고, 자꾸 확인하며 안심을 얻으려는 강박 행동이 뚜렷했다.

이처럼 그는 내면의 공허함과 심리적 압박감에 짓눌려 있었고, 강박과 망상이 겹쳐 일상생활이 불가능한 상태였다. 이를 고려하여 맞춤 처방을 진행했다.

치료가 시작되자 가장 먼저 혀와 턱의 긴장이 풀리기 시작했다. 음식 삼키기에 대한 두려움이 사라지며 식사 패턴이 정상화되었고, 공허함도 서서히 잦아들었다. 타인의 시선에 대한 과민한 반응도 줄어들며 관계망상 역시 차츰 해소되었다. 자존감이 회복되면서 강박증이 줄어들었고, 최근에는 엄마와 함께 택배 일을 하며 간단한 공부도 시작했다. 알바 면접을 보며 사회에 발을 들이기 시작했고, 연말정산 아르바이트를 성공적으로 수행하면서 성취감을 느꼈다. 점진적인 회복 끝에 환청과 망상 증상도 완전히 소실되었다.

다음은 24세 여성 환자 이야기다. 타 병원에서 조현병, 환청, 망상 진단을 받고 찾아온 그녀는, 연극영화과 1학년에 재학 중이였다. 2년 전, 자신이 쓴 시나리오가 채택되어 연출을 맡게 되었으나 자신감이 바닥이었다. 시간이 다가올수록 불안과 초조가 커졌고, 결국 옆집 선배에게 도움을 청했다.

하지만 선배는 차일피일 도움을 미루었고, 그녀는 점점 '선배가 자신을 무시하고 비방한다'는 생각에 사로잡혔다. 분노와 원망이 극에 달하면서, 선배가 옆에 있는 듯 혼잣말을 하기 시작했고, 울고, 고함을 지르고, 욕을 하기도 했다. 이후 '누군가 자신을 따라다닌다'며 사람을 피해 다니기 시작했고, 극심한 스트레스는 폭식으로 이어져 체중이 10kg 이상 늘었다.

늘 상기된 얼굴, 10일 넘게 배변을 보지 못하는 변비, 타인의 시선을 두려워하는 반응은 그녀가 극심한 긴장과 불안 상태에 있음을 보여줬다. 어린 시절 안면마비를 제대로 치료받지 못해 얼굴 비대칭이 있었고, 그로 인한 콤플렉스는 대외활동을 피하게 만들었다. 대신 글쓰기와 상상 속 세계에 몰입했고, 그로 인해 영화과 시나리오 전공을 선택하게 되었다. 사실 그녀는 어릴 때부터 망상의 세계에서 상상을 현실처럼 느끼며 살아온 아이였다.

연출이라는 현실의 압박 앞에서, 그녀는 자신감의 붕괴를 경험했다. 도움받을 기대가 좌절되며 불안이 폭식으로 나타났고, 신체 기능도 함께 무너졌다. 극도의 스트레스 속에서 심리적 균형이 붕괴된 것이다.

맞춤 치료를 6개월 이상 진행한 결과, 대변이 정상적으로 나오기 시작했고, 혼잣말과 망상 증상도 함께 호전되었다. 얼굴의 긴장도 완화되며 사람을 대할 때의 주눅 든 모습이 조금씩 사라지기 시작했다.

위 환자와 같은 패턴은 다행히 서양의학에서 밝혀놓은 강박증과 매우 유사한 점이 많다. 강박증은 자신이 원하지 않은 생각이나 행동에 반복적으로 괴로움을 당하고 그렇게 하지 않으려고 할수록 불쾌 또는 불안해지는 심리 상태이다. 강박적 사고와 행동이 있다. 강박증은 열등감과 관련된다. 즉, 환자가 우월한 능력이 없다고 느껴 크게 성취감이 없다고 판단하여 누구나 쉽게 알수 있는 사소한 일에 대해 성취감을 느끼려고 할 수 있다. 그래서 손 씻기나 문단속할 때 확인, 반복 확인하여 순간의 만족감으로 성취감을 얻으려고 하는 것이다. 사람이 어떤 순간을 느끼려고 할 때 반복적 사고나 행동이 나타날 수 있다. 또 그 순간을 느꼈을 때의 만족감이 강화된다. 그래서 환자는 계속 어떤 순간을 느끼려고 한다. 그 과정에서 환자가 괴로움을 겪으며 강박증이 발병한다.

이러한 패턴의 환자에게는 다음과 같은 코칭을 한다.

첫째, 항상 부족하다는 열등감에서 빠르게 탈피해야 한다.

둘째, 자신의 원칙만 고수하는 완고함에서 탈피하고 사고의 유연성을 확보해야 한다.

셋째, 만족하지 못하면 불안한 마음에 반복 확인하는 습관을 버리도록 한다.

넷째, 채워지지 않으면 심리적 공허감에 폭식하는 습관을 버려야 한다. 유산소 운동인 걷기를 하여서 체중을 조절해야 한다.

애정결핍 정서로 인한 인정 및 사랑 소속 욕구형

(과잉 행위로 몸에 무리가 오는 병)

사랑과 인정을 받기 위해서 무리한 활동을 하여 몸에 피로가 누적된다.

활동을 과도하게, 움직임을 한다는 것은 인정욕구와 승부욕이 발동되어 몸을 무리하게 혹사시키는 패턴이다. 본인의 체력보다 오버페이스 하면서 체력이 고갈되고 그로 인해 면역력이 저하되며, 그로 인하여 근육 통증을 비롯한 복합적인 신체증상이 나타나다가 다른 증상을 보일때가 많다.

39세 여성 환자의 사례다. 그녀는 초등학교 교사로 10년 넘게 일해왔고, 최근에는 부장 교사 직책과 함께 교육부 대형 프로젝트까지 맡으며 업무 과중 상태에 있었다. 수업과 행정 업무를 병행하는 과정에서 두통이 잦아졌고, 어느 순간부터 단기기억 상실, 해리성 장애, 가슴 두근거림, 현기증 등의 증상이 나타나기 시작했다. 하지만 쉬지 못한 채 계속 일을 이어갔고, 결국 협심증 증상으로 발전했다. 심장이 조이듯 아프고, 다리에 힘이 빠져 무기력해지며 어지럼증이 극심해져 쓰러질 정도였다.

어린 시절을 들여다보니, 그녀는 3녀 1남 중 막내딸로 태어나 '살아남아야 한다'는 생존 본능이 강했고, 사랑받고 인정받고자 하는 욕구도 컸다. 언제나 '열심히 하는 아이'였고, 가족들까지도 돌보려 애썼다. 그런 성향은 교직에서도 그대로 드러나, 책임감과 헌신이 지나쳐 몸을 혹사하게 된 것이다.

즉, 끊임없이 자신을 몰아붙이며 타인의 기대에 부응하고자 했던 과도한 신체적, 정신적 에너지가 질병의 원인이었다. 특히 무리한 업무 속에서도 "이 정도는 견뎌야 한다"는 신념이 병을 더 악화시켰다.

치료는 이 고리를 끊어주는 데 집중했다. 가슴을 죄는 통증, 어지럼증, 다리의 무기력감, 머리가 캄캄해지는 증상까지 고려한 처방을 통해, 9개월간 꾸준히 복용한 끝에 협심증과 어지럼증이 완전히 사라졌고, 현재는 학교에 복직하여 건강하게 일상을 이어가고 있다.

다음은 58세 여성 환자의 사례다. 10년 전부터 머리가 떨리고 흔들리는 증상을 겪어왔다. 남편의 사업 실패 이후 생계를 책임지게 되었고, 온종일 서서 일하며 체력적으로도 지쳐 있었다. 남편은 가정에 무관심했고, 술과 자유로운 생활에만 빠져 있었다. 감정적으로 외롭고 분노가 치밀었고, 눈물이 자주 나왔다. 그런 감정이 올라올수록 머리 떨림은 더 심해졌다.

최근에는 딸의 결혼을 앞두고 더욱 감정이 불안정해졌다. 예비 사돈을 만나는 상견례 자리에서도 남편의 무심한 태도에 서러움이 폭발해 눈물을 쏟았고, 그 이후로는 아무 이유 없이 눈물이 흐르는 증상까지 나타났다. 감정의 조절이 어렵고, 분노와 슬픔이 반복적으로 밀려왔다.

이 환자는 오랜 기간 남편의 역할 부재로 인한 감정적 외로움과 생활의 과중한 책임을 혼자 짊어진 상태였다. 외부의 위기(남편의 실패) 이후, 생존을 위한 과잉된 행동 패턴이 몸을 무너뜨린 것이다. 심리적 억울함과 서러움, 반복되는 분노가 억제되지 못하고 신체 증상으로 드러난 것으로 판단되었다.

치료를 시작한 지 3개월 만에 눈물과 머리 떨림 증상이 현저히 줄었고, 신체적 긴장과 감정 기복이 안정되기 시작했다.

이런 패턴의 환자에게 아래와 같은 코칭을 한다.

첫째, 몸을 너무 무리하지 말고 휴식을 자주 취해라.

둘째, 업무와 휴식의 사이클을 일정하게 유지해라.

셋째, 모든 일에 너무 잘하려고 애쓰지 마라.

넷째, 타인에 대한 지나친 승부욕과 경쟁심은 최대한 자제해라.

다섯째, 몸과 마음을 힘들게 하지 마라. 누군가에게 사랑이나 인정을 받으려고 몸과 마음을 혹사하지 마라.

여섯째, 모든 일을 너무 급하게 서두르지 말고 차분하게 접근해라. 의식적으로 과잉된 행위를 자제하고 자신에게 항상 컴다운을 주문해라.

일곱째, 조직이나 가족 내에서 소속감으로 이탈에 대한 불안한 마음을 갖지 마라.

이타심 부족으로 인한 과욕 욕구형
(과식으로 복부팽만이 낳은 병)

'과욕 욕구형'은 특히 밤에 과도한 행위로 인하여 복부에 가스가 차고 음식이 윗배에서 아래로 내려가지 않아서 질병이 발생한다.

밤에 과도한 행위로 해결하지 못하는 과도한 욕심에서 발생한다. 밤에 야식이나 과식으로 자신이 해결하지 못할 정도로 과식, 과음, 야식으로 복부에 가스를 유발한다. 음식에 대한 식탐으로 일정 기준 이상으로 과도하게 섭취하여 복부 팽만감을 호소하는 패턴이다.

이번 사례는 50대 중반의 남성 환자였다. 그는 복부 가스, 공황장애, 틱장애, 그리고 얼굴의 무사마귀까지 다양한 증상을 호소하며 내원했다. 직업은 학원 원장으로, 오후 4시부터 자정까지 수업을 진행하고, 밤 12시~1시 무렵 늦은 저녁 식사를 한 뒤 곧장 잠자리에 드는 생활을 10년 넘게 반복해 왔다.

이런 패턴은 그의 건강에 큰 영향을 끼쳤다.소화가 제대로 되지 않아 복부 가스가 지속적으로 차올랐고, 피부 트러블과 안면부 무사마귀까지 생겼다. 특히 수업 중 가스가 차오를 때면 불편함으로 인해 긴장 상태가 유지되었고, 결국 눈을 깜박이는 틱 증상까지 나타났다.

결정적인 사건은 방학 중 해외여행에서 벌어졌다.비행기 안에서 기내식을 먹은 뒤 복부 압력이 급격히 상승하며 가슴이 답답해지고 호흡이 곤란해졌다. 결국 공황발작을 경험했고, 그 이후 일상 속에서도 불안이 지속되어 생활이 어려워졌다.

진단 결과, 반복된 야식과 취침 습관이 복부 팽만과 공황 증상의 핵심 원인이었다.한약을 복용하면서 증상은 점차 사라졌고, 치료의 일환으로 생활 습관을 근본적으로 교정했다. 수업 전에 식사를 마치고, 밤에는 음식을 금지했다. 야식 대신 소량의 과일이나 물만 섭취하도록 했고, 매일 산책을 통해 복부 긴장을 풀게 했다.

결과적으로 복부 증상과 틱장애, 공황발작은 모두 사라졌고,

환자 스스로도 식습관과 생활 패턴을 조절하며 건강을 되찾았다. 이처럼 '장과 뇌는 하나의 축으로 연결되어 있다'는 점에서, 이 사례는 장-뇌 축 치료의 대표적인 예라 할 수 있다.

다음은 60대 초반의 여성 환자였다. 그녀는 무려 30년간 불면증과 공황장애를 앓아왔다. 증상의 시작은 30대 초반, 미국에서의 제왕절개 출산 이후였다. 그 수술 이후 대장이 유착되었는지 장 기능이 마비된 것처럼 느껴졌고, 지속적인 복부 팽만과 배변 장애가 생겼다. 장에 가스가 차면 곧 공황발작이 시작되었고, 눕기만 하면 아랫배 통증과 호흡 곤란이 따라왔다.

초진 시 복부를 살펴보니 믿기 어려울 정도로 팽창되어 있었고, 실제로 '남산만 하다'는 표현이 어울릴 정도였다. 나는 이 상태가 단순한 기능 장애가 아니라, 출산 당시 수술로 인해 복부 압력이 인위적으로 유도되었고, 그것이 수년간 해소되지 않은 채 이어져 온 결과라 판단했다.

처방을 시작하고 약 3개월 뒤, 복부의 가스가 빠져나가기 시작했고, 다량의 대변이 쏟아지듯 나왔다. 복부 팽만이 해소되며 통증이 사라졌고, 자연스럽게 공황발작도 사라졌다. 잠을 자려고 눕는 것이 더는 고통이 되지 않았고, 30년을 괴롭힌 불면증에서 벗어날 수 있었다.

이 환자는 수십 년간 수면제, 항불안제, 대장검사, 각종 치료를 반복했지만 원인을 찾지 못했다. 결국 진단의 핵심은 '복부에 지속적으로 쌓인 가스와 압력'이라는 단순한 사실이었다. 복부의 가스와 압력만을 해결하였더니, 정신질환이 치료가 된 케이스다. 지금은 몸에 조금이라도 이상이 생기면 가장 먼저 나를 찾아올 정도로, 치료 후 신뢰가 깊어진 상태다.

이러한 패턴의 환자들에게 이러한 코칭을 한다.

첫째, 늦은 밤에 음식을 섭취하지 말고 야식도 하지 말라. 매일 1시간 이상 산책하여 복부의 긴장을 해소해라.

둘째, 장시간 앉은 자세를 지양하고 최대한 자주 걸으라.

셋째, 매사에 잘해야 한다는 과욕을 버리고 긴장을 이완해라. 항상 선택과 집중을 하여 과부하가 걸리는 행위는 삼가라.

이러한 환자들은 특히나 장-뇌 축을 통한 치료 예를 직접적으로 보여준다고 생각한다.

주야 역전형

(낮과 밤이 바뀐 생활이 낳은 병)

'주야 역전형'은 낮과 밤이 바뀐 생활을 오랫동안 한 이후에 정상적인 생활 패턴으로 복귀한 후에 적응하지 못하여 발생하는 질병의 패턴이다.

이번 사례는 47세 남성 환자였다. 그는 우울증, 공황장애, 두통, 만성피로증후군 등의 복합적인 증상으로 내원했다. 회사원이었던 그는 아침부터 오후 3시까지는 머리가 멍하고 졸리며, 도무지 정신이 맑아지지 않는다고 호소했다. 오후 4시가 지나야 비로소 머리가 맑아지기 시작했고, 이는 일상적인 업무나 대인관계에도 심각한 지장을 주었다.

그의 생활 이력을 자세히 들어보았다. 원인은 '뒤바뀐 생체 리듬'에 있었다. 1993년부터 2년간 군대에서 야간 경계병 근무를 했고, 제대 후 사회 초년생 시절에도 밤낮이 바뀐 생활을 1년간 이어갔다. 이때부터 이미 우울증과 만성피로 증상이 시작되었다. 이후 일본으로 건너가 10년간 카피라이터로 일하며, 주로 밤에 작업하고 낮에 잠을 자는 생활을 지속했다.

문제는 2년 전, 한국지사로 발령을 받아 낮에 근무하고 밤에 자는 '정상적인' 생활 패턴으로 전환하면서부터 시작되었다. 생체 리듬이 깨진 그는 아침에 일어나는 것 자체가 고통이었고, 업무 능력도 현저히 저하되었다. 실적 압박과 한국식 업무 문화에 대한 적응 스트레스까지 더해지면서, 가슴이 답답하고 머리가 깨질 듯한 통증이 반복되었다. 정신적 피로와 신체적 무력감이 겹쳐 정상적인 사회생활이 불가능할 정도였다.

진단은 명확했다. 수년간 이어진 야행성 생활 패턴이 그의 생체 리듬과 자율신경계를 고착화시켰고, 이를 강제로 바꾸려 하면서 전신적인 피로와 심리적 불균형이 폭발한 것이다. 그는 단순히 '피곤한 사람'이 아니었다. 낮에는 기능이 멈추고, 밤이 되어서야 활성화되는 체내 시계의 혼란 속에서 고통받는 환자였다.

이러한 병리적 흐름을 고려해 맞춤 처방을 진행했고, 6개월간의 꾸준한 치료 끝에 변화가 찾아왔다. 두통이 사라지고, 아침에 일어날 때 몸의 컨디션이 눈에 띄게 좋아졌다. 오전 내내 이어지던 멍함과 피로가 사라졌고, 동시에 공황장애와 우울 증세도 함께 해소되었다. 이제는 안정된 리듬 속에서 일상을 유지하고 있으며, 업무 능력도 점차 회복되고 있다.

이번 사례는 50대 초반의 여성 환자였다. 그녀는 무려 30년 동안 고질적인 불면증으로 고통받아왔다. 원인을 추적해 보니, 그 뿌리는 유년 시절로 거슬러 올라간다. 부모님이 야간에 일하셨기 때문에, 그녀는 자연스럽게 밤에 부모를 기다리며 공부를 하는 생활을 이어왔다. 이른바 '밤에 깨어 있고, 낮에 졸리는' 생활 패턴이 학창 시절 내내 몸에 배었다.

그 습관은 결혼 이후에도 그대로 이어졌다. 아이들을 키우느라 밤을 새우는 일이 잦았고, 낮에 자는 생활을 반복했다. 그러다 자녀들이 성장하면서 가족 모두가 일반적인 낮 활동-밤 수면의 패턴으로 전환되었지만, 그녀만은 여전히 밤이 되면 잠을 이루지 못했다. 모두가 잠든 고요한 밤, 그녀는 혼자 깨어 외로움과 허전함 속에서 야식을 찾게 되었고, 체중은 점점 늘어갔다.

불면을 해결해 보려고 수면 클리닉도 찾아가 보고, 수면제도 복용해봤지만 별다른 효과는 없었다. 그러던 중, 나에게 치료받고 회복된 또 다른 불면증 환자와 함께 여행을 떠났다가 그녀를 통해 소개받았다. 당시에도 밤새 한숨도 자지 못하던 상태였지만, 맞춤 처방을 통해 비교적 빠른 시간 내에 불면 증상이 사라졌다.

이 사례는 단순한 수면 장애가 아니었다. 오랫동안 뒤바뀐 생체 리듬이 몸속 깊이 고정되어 있었고, 그것이 지금도 수면을 방해하고 있었던 것이다. 수면 문제를 '정신 질환'이나 '불안 장애'로 오인할 수 있었지만, 실제로는 그녀의 생체시계circadian rhythm가 왜곡된 것이 핵심 원인이었다.

이런 환자들은 흔히 병원에서 단순한 '불면증' 진단을 받고 약만 처방받는 경우가 많다. 하지만 그 이면에는 생활 리듬의 교란이라는 보다 깊은 원인이 있다. 인간은 본래 해가 뜨면 일어나고, 해가 지면 잠드는 리듬에 맞춰 살아가도록 진화해 왔다. 이 생체시계를 거스르면 수면뿐 아니라 감정, 인지, 신경계 전체가 혼란에 빠지게 된다.

실제로 생체시계circadian rhythm의 중요성은 과학적으로도 입증되었고, 노벨생리의학상 수상 연구에서도 "자정부터 새벽 4시까지는 반드시 수면이 필요하다"는 점이 강조되었다. 이 시간을 제대로 쉬지 않으면, 다음 날을 버틸 생체 에너지가 회복되지 않는다.

이 환자처럼 생체리듬이 완전히 역전된 상태에서는, 일상의 행동이나 감정 반응이 마치 정신 질환처럼 보일 수도 있다. 실제로도 이런 패턴의 환자들은 정신과에서 진단을 잘못 받아 평생 억울하게 약을 복용하며 살아가는 경우가 적지 않다. 원인을 찾지 못하면, 치료도 불가능해진다.

요즘은 밤에 일하고 낮에 자는 직업이 많아졌다. 현대인들은 밤에 일정한 시간에 수면을 하는 것을 중요하게 생각하지 않은 것 같다. 밤에 핸드폰, 게임, 유튜브 등을 보면서 잠을 놓치는 경우가 많다. 반드시 12시에서 4시까지는 잠을 자야 한다. 그래야 하루 종일 쌓였던 뇌의 노폐물이 정화되고 다음 날 살아갈 에너지가 재충전되는 것이다. 현대인들에게 환자층이 점점 증가하고 있다.

　이러한 환자들은 밤에 잠을 제대로 이루지 못하면서 하루 종일 피로에 젖어있다. 정상적인 뇌 활동이 이루어지지 못하고 있다. 그야말로 비몽사몽 헤매고, 생활한다. 그래서 코칭을 한다. 단숨에 오래된 습관을 바꾸는 것은 힘들다. 그래서 서서히 조금씩 훈련을 시킨다. 밤에 자는 시간을 하루에 30분 정도씩 당겨서 자도록 유도한다. 낮에는 무조건 활동하고 밤에는 숙면을 취하는 일상적인 리듬을 갖도록 한다. 밤에 자는 시간을 매일 의도적으로 당겨서 자도록 훈련한다. 낮에는 졸리더라도 가능하면 잠을 자지 말고 활동한다. 그리고 정상적인 생활 패턴으로 반드시 돌아가야 한다는 의지를 가져야 한다.

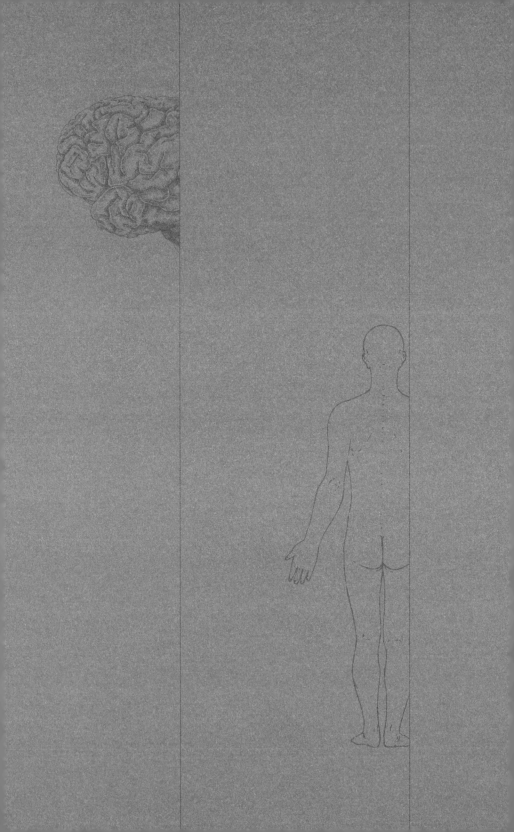

5장

내가
정신질환 치료에
목숨 건 이유

"상처받은 치유자만이

진정으로 치유할 수 있다."

― 칼 융

가장 고통받는 사람은 '환자'이다

나는 18세 어린 나이에 환자의 고통을 직접 경험했다. 폐결핵 말기로 죽음의 문턱에서 극적으로 기사회생한 체험을 했고, 그 과정에서 지독한 불면증과 공황장애를 앓았다. 누구보다 환자의 아픔을 잘 알게 된 나는 건강을 잃으면 모든 것을 잃는다는 것을 뼈저리게 깨달았다. 특히 정신질환 환자들은 내면의 고통을 함께 공유하지 못하는 아픔까지 더해져 더욱 불쌍한 존재이다.

나는 죽음 직전에서 기적적으로 회생하였기에 생을 대하는 자세가 다르다. 18세 때 죽은 목숨이나 다름없었으니, 그 이후의 삶은 덤으로 여기고 있다. 당시 신에게 절절하게 간구하며 나를 살려만 주면, 만인을 구제하는 삶을 살겠다고 약속했다. 그 이후

나는 오직 환자만을 생각하며 걸어왔고, 정신질환을 온전하게 치료할 수 있는 치료 의학을 위해 분투했다.

내가 직접 겪어보았기에 환자의 고통을 잘 안다. 나는 언제나 환자를 우선으로 생각했다. 절대 돈을 벌기 위해 한의학을 선택하지 않았으며, 환자 치료를 최우선으로 두었다. 개원 초기부터 '애환여기愛患如己'─'환자를 내 몸같이 사랑하자'라는 원훈을 정했다. 환자를 소중한 자기 몸처럼 사랑하고, 온전하게 치료하여 병들기 전으로 회복시키는 것을 목표로 삼았다.

환자를 대하는 나의 마음은 '여인대귀如人待貴'─'귀중한 사람을 대하듯이 기다린다'로 표현된다. 〈인생의 의미〉의 저자인 토마스 힐란드 에릭센이 말했듯 "건강한 사람에게는 여러 가지 소원이 있지만 병든 사람에게는 오로지 하나의 소원밖에 없다." 나는 건강을 잃으면 모든 것이 정지된다는 것을 몸소 체험했다.

나는 환자의 단순한 치료를 넘어 온전한 자아 회복을 돕는 것을 목표로 한다. 칼 융이 말했듯이 "인간은 완전한 삶을 살기 위해 온전한 자아가 되어야 한다." 나는 몸의 치료를 넘어 내면의 영혼까지 치료하고자 한다. 정신질환의 무의식적 상처까지도 회복시켜 주는 안내자가 되려 노력한다. 환자의 '병'을 넘어, 인간의 '삶'을 바꾸려고 매진한다.

칼 융은 "의학은 고통받는 인류를 위해 이용되어야 한다"라고 했다. 의학은 오직 아픈 환자, 몸과 마음이 힘든 환자, 질병으로 정상적인 생활을 할 수 없는 인류를 위해 존재해야 한다. 상업적 논리, 정치적 개념, 사상적 오류 등은 철저히 걷어내야 한다.

나는 매일 아침 산책을 통해 자신을 정화하고, 환자들을 위한 마음을 다진다. 40년 임상 동안 오직 환자를 위해 분투했으며, 한의학을 진정한 치료 의학으로 자리매김하기 위해 노력했다. 특히 한약으로 정신질환을 온전히 치료하고자 하는 외로운 길을 걸어왔다.

정신질환 환자들과 함께하며 때로는 감동하고, 때로는 가슴 아파하며, 때로는 분노하기도 한다. 정신질환 환자들을 제대로 보살피지 못하는 의학계에 안타까움을 느끼면서도 내 작은 공간에서 소임을 다하고 있다. 한의학에 대한 편견에 때로는 힘이 빠지기도 하지만, 환자의 온전한 회복에 전념하다 보면 언젠가는 내 진심이 전달되리라 믿는다.

정신질환 환자들은 '동토에서 떨고 있는 아이'와 같다. 마음이 춥고 외롭고 힘들어한다. 따뜻한 마음으로 녹여주고 품어주어야 한다. 특히 사람들에게 받은 상처로 괴로워하는 경우가 많아, 무조건 사연을 들어주고 공감과 위로를 전해주는 것이 중요하다.

나를 찾아오는 환자는 인연이라 여긴다. 나와 끈이나 실로 연결되어, 이렇게 만나게 되었다고 생각한다. 수많은 방황 끝에 어렵게 찾아왔기에, 이런 만남을 소중하게 생각한다. 내가 완벽하게 치료해 주지 못하면 또다시 방황할 것이 자명하기 때문이다.

나는 환자의 일상적인 생활 이야기를 경청한다. 환자의 이야기 속에서 질병의 원인을 찾아내는 것이다. 편안하게 대화하면서 가슴으로 공감해 주고, 머리로는 이성적으로 질병의 원인을 추적하는 이중적인 작업을 수행한다. 참으로 어려운 과정이지만, 공감과 통찰을 동시에 진행해야만 한다.

나는 항상 환자의 입장에서 생각한다. '역지사지'의 행위를 자청한다. 내가 이 환자의 상황에 직면했다면 어떻게 행동했을까를 고민하며, 세심하고 예리한 질문을 던진다. 환자의 말과 행동 이면에 숨겨진 상태도 간파해 질병의 원인을 찾아내기 위해 안간힘을 다한다. 이는 고도의 정신적 몰입을 요구하는 일이며, 마치 전쟁을 치르는 것과 같다. 질병이라는 범인을 잡고 떨고 있는 힘든 사람을 구제해야 하기 때문이다. 한 사람의 삶을 변화시켜야 하는 숭고한 사명감을 가지고 임한다.

한편, 정신질환 환자들은 사람들과의 갈등 상황에서 상처를 입었기에 의심과 불신이 많다. 치유자인 나에게도 경계심을 늦추지 않는다. 불안한 환자에게 신뢰와 확신을 주기 위해 나는 강한 카리스마를 발휘하여 믿음을 주어야 하는 또 다른 이중적 행위를 해야 한다. 카리스마는 발휘하는 것이 아니라 저절로 우러나와야 한다. 이는 내면의 내공을 길러야 가능하며, 그 내공은 실력이 축적되어야 생긴다. 정신질환 환자를 온전하게 치유하고자 하는 자신감이 없으면 환자는 흔들리게 마련이다. 나의 자신감은 환자로부터 나온다. 〈상한론〉을 바탕으로 한 '소울루션'으로 치유한 경험적 데이터가 나에게 자신감을 갖게 한다. 진리는 구체적인 실체에서만 존재한다.

정신 치유자는 수행의 과정을 거친다. 치유자 자신은 항상 몸과 마음이 정화되어 있어야 한다. 환자를 내 거울에 비출 때 정확하게 드러나야 하기 때문이다. 항상 몸과 마음을 갈고닦아야 한다. 고통받는 정신병 환자를 반드시 구제하겠다는 인류애를 가져야 하고, 의심과 불신에 가득 찬 환자에게 신뢰와 믿음을 주려면 끊임없이 공부하여 실력을 길러야만 한다.

정신 치유자는 구도자의 길을 걷는다. 환자를 통해 매일 반성하고 문제를 제기하며 자신에게 질문을 던진다. 왜 정신병이 발생하는지, 왜 치료가 안 되는지, 무엇이 원인인지, 어떻게 치료할 것인지 등을 고민한다. 나는 매일 아침저녁으로 산책하며 이런 질문을 던진다. 아침 산책은 '다짐의 시간'이다. 오늘 오는 환자들이 온전하게 치료되기를 바라며, 저녁에는 '감사의 시간'을 갖는다. 오늘 만났던 환자가 온전하게 치료되었음에 감사하는 마음을 품는다.

칼 융은 다시 말한다.

"이 시대에는 나의 분투라도 알아주는 사람이 왜 없는지 안타까워했다. 나는 그것이 단지 내가 인정받길 바라는 허영심과 욕망이 아니라, 제 동료인 인류를 위한 진심 어린 걱정이라고 생각한다.
그것은 아마도 고대의 치료 주술사와 의사 정신의 본질일 것이다."

나의 마음을 정확하게 대변하고 있다.

고대인으로부터 온 편지

조급함, 악순환의 출발

정신질환 환자들을 진료하다 보면 많은 난관에 봉착한다. 질환의 원인을 찾아내는 과정은 험난한 여정과도 같다. 환자 본인조차 자신의 질환 원인을 명확히 인지하지 못하는 경우가 대부분이기 때문이다.

치유자는 최고의 집중력을 발휘하여 환자의 내면세계로 깊이 들어가야 한다. 이는 마치 환자와의 정신적 '전쟁'을 치르는 것과 같다. 단순히 체크리스트로 판단하면 편할 수 있겠지만, 그렇게 해서는 질병의 진정한 원인을 결코 찾아낼 수 없다.

더욱 어려운 것은 짧은 진료 시간 내에 환자의 전체적인 삶을 들어내어 질병의 원인을 파악해야 한다는 점이다. 질병 발생 당시의 상황, 관련된 사건들, 인간관계의 문제를 밝히는 것은 물론, 때로는 어린 시절까지 역추적해야 비로소 실마리를 잡을 수 있다.

환자들은 종종 자신의 마음 상태를 솔직하게 표현하지 못한다. 그럴 때 치유자는 상황을 미루어 짐작하는 예측력을 발휘해야 한다. 궁금증과 상상력을 총동원하여 예리한 질문으로 숨겨진 내면의 비밀을 끄집어내는 것이다.

나도 신이 아닌 인간이기에 때로는 초기에 숨겨진 원인을 발견하지 못할 때가 있다. 그러나 어려운 환자 1, 2명이 계속 신경 쓰인다. 더욱 심층적으로 분석하면 반드시 숨겨진 원인을 찾아낼 수 있다는 것을 안다. 하지만 문제는 환자가 기다려주지 않는다는 점이다.

흥미로운 것은, 정신과 약물은 부작용을 겪으며 10년, 20년씩 복용하면서도, 한약은 15일 복용 후 반응이 없으면 바로 치료를 중단하는 모순적인 태도다. 한약에 대해 불신하면서도 한편으로는 기적의 약으로 신비감을 가지는 이 아이러니한 상황이 안타깝다.

정신질환은 하루아침에 생긴 것이 아니다. 어떤 사건이 주어져서 급성으로 발생한 병이 아니라, 오랜 시절부터 잠재된 무의식에 내재된 병이다. 잠재된 기저 감정이 외부 자극으로 발동되는 것이다.

인체는 이미 만성화되어 정상적인 시스템이 무너진 상태다. 한약으로, 점진적으로 인체의 비정상적인 시스템을 정상화시켜가는 과정이 필요하다. 40년 임상 경험에 비추어 볼 때, 최소한 3개월, 이상적으로는 1년 정도의 기간이 필요하다.

치유는 속도가 아닌 방향의 문제다. 올바른 방향으로 꾸준히 나아간다면, 비록 더디더라도 결국 온전한 건강을 되찾을 수 있다.

20대 초반 학생의 사례를 보자. 초진 시 전신 근육 경련의 발작으로 제대로 걷지도 못하고 말도 하지 못했다. 고1 때 좋아했던 친할머니가 갑자기 별세하고, 기숙사에서 소독 스프레이를 뿌렸는데 친구가 호흡곤란으로 응급실에 가게 되어 충격을 받았다. 그 이후 사지 경련이 오기 시작했다.

처음에는 스프레이 사건으로 인해 병의 원인을 '걱정과 염려'로 진단했지만, 호전도가 미미했다. 다행히 부모님은 믿음이 강했고 꾸준히 치료를 받으러 오셨다. 시간이 지나 더 깊은 대화를 통해 진짜 이유를 알게 되었다. 스프레이 사건 당시, 환자는 할머니의 죽음과 친구를 그렇게 만든 것이 모두 자신의 탓이라고 생각했던 것이다.

하지만 정작 근본적인 원인은 더 깊숙한 곳에 있었다. "나는 항상 못나고 부족하다"라는 강박적 사고였다. 어린 시절 말이 늦어 특수교육을 받았던 것이 열등감으로 작용했고, 부모님께 잘하고 싶은 마음이 너무 간절했다. 재진단 이후 적절한 치료로 호전되었다.

환자 여러분께 당부하고 싶다. 좀 더 인내를 가지고 자신을 돌아보고, 스스로 원인도 찾아보며, 온전한 자신을 만드는 과정에 참여해 주길 바란다. 때로는 질병의 원인이 2, 3중으로 겹치는 경우도 많아서 1차, 2차, 3차로 서서히 제거해 나가는 과정이 필수적이다.

나는 어려운 진단 끝에 질병의 원인을 찾으면 마음속으로 쾌재를 부른다. 그런데 환자에게 원인을 찾아 설명하고 나면, 환자는 아직도 의심의 눈초리로 경계한다. "한 15일 치료 해보고 생각해 볼게요"라는 말에 나는 힘이 쭉 빠진다. 10년, 20년 된 병이 15일 복용으로 무엇을 기대하는지… 그야말로 아쉽다.

아이러니하게도 나에게는 정신질환을 온전하게 치료하는 데 집중하기보다, 환자에게 한약에 대한 오해와 불신을 해소시키는 작업이 더 힘들다. 이중적인 소모전을 거친다. 질병의 원인을 정확하게 찾았고, 이제 프로세스에 따라서 치료하면 제대로 치료가 가능함을 전해준다. 그러나 환자와 보호자는 의심의 눈초리로 나의 진료실을 떠난다. 나는 그 뒷모습을 보면서 참으로 안타까운 마음을 금할 길 없다. 아! 또 어디서 방황하고 힘들어하겠구나. 그 환자하고 인연이 안되는구나. 운명을 피해 다니는 환자와 보호자를 가슴에 담고서 산책 시에 간절하게 기도해 준다. 제발 제대로 치료되어서 정상적인 생활을 할 수 있기를 진심으로 기원한다.

고대인으로부터 온 편지

정신질환 환자는 누구보다 민감하고 예민하기 때문에 의심이 많을 수밖에 없다. 환자는 의사를 잘 만나야 한다. 요즘은 정보의 홍수 속에서 선택하기가 쉽지 않다. 환자는 치유자의 '치료철학'을 보고 판단해야 한다. 과장된 홍보나 현란한 말보다, 진정 환자를 어떤 시각으로 바라보고 어떤 신념으로 치료하는지가 중요하다.

내가 가장 아쉬운 환자는 두 부류다. 정신질환이 아닌데 정신질환으로 오인당하고 인생을 망치고 있는 환자들, 그리고 내가 질병의 원인을 찾아냈고 치료가 가능하다고 확신이 들었는데 치료를 거부하고 떠나가는 환자들이다.

더 안타까운 것은 환자 본인은 치료받기를 원하는데, 부모가 치료를 거부하게 하는 경우다. 정신질환은 많은 경우 부모로부터 시작된다. 부모의 양육 방식에 따라 질병이 발생하기도 한다. 부모가 원인 제공자인 경우가 많은 것이다.

나도 완벽할 수는 없다. 그러나 확신하는 것이 있다. 최소한 나는 질병의 '원인'은 찾아낼 수 있다. 그리고 그 원인을 알려주고 환자 스스로 개선해 나가게끔 안내할 수 있다.

모든 정신질환을 완벽하게 치료할 수는 없지만, 나는 '소울루션'이 현 시점 정신질환 치료의 최선의 대안이라고 생각한다. 40년 동안 정신질환을 치료하며 체험했던 소중한 빅데이터가 말해주기 때문이다. 이것이 나의 자신감이고, 힘의 원천이다.

"한약 먹으면 간 나빠진다던데요?"

수많은 환자를 진료하다 보면, 본격적인 치료보다 한의학에 대한 오해와 불신을 해명하는 데 더 많은 시간을 소비할 때가 있다. 그럴 때마다 나는 깊은 자괴감을 느낀다. 왜 한의학에는 이토록 뿌리 깊은 오해와 낭설이 존재하는 것일까?

물론 우리 한의계가 충분한 신뢰를 구축하지 못했다는 자성의 목소리도 있다. 그러나 때로는 너무나 불편한 진실과 마주하게 된다. 이는 한의학을 제대로 이해하려는 노력조차 하지 않고, 악의적인 소문만 무비판적으로 수용한 결과다. 한의학에 대한 선입견과 상대적 우월의식에서 비롯된 오만함이 이런 결과를 낳았다고 해도 과언이 아니다.

한의학의 뿌리는 민간요법에 있을지 모르나, 현대의 한의학은 엄격한 정규 교육과정을 거친 전문가들이 실천하는 엄연한 의학 체계다. 이제는 이 현실을 직시할 때가 되었다.

"한약을 먹으면 간이 나빠진다고 하던데요."

이 말은 내가 수십 년간 거의 매일 듣는 질문이다. 처음에는 친절히 설명했지만, 이제는 솔직히 가슴에 짜증이 생긴다. 환자 여러분, 잠시만 상식적으로 생각해 보자. 한약은 여러분이 음식으로 즐겨 먹는 자연의 산물이다. 자연 생약은 인체에 거부감이 없으며, 이를 정교하게 배합해 약으로 투여하는 것이다.

화학 약물에 비해 한약의 부작용은 극히 미미하다. 물론 정확한 처방이 아닐 때는 간에 영향을 미칠 수 있지만, 그 위험성은 우리가 일상에서 잘못 먹은 음식 수준에 불과하다. 아마도 비전문적 민간요법의 오용 사례가 과도하게 확대 해석된 것이 아닐까 싶다.

예전에 한의사 면허제도가 정착되기 전 비면허자가 처방한 한약으로 인하여, 그런 사례들이 종종 있었다. 약제인증제도가 정착이 되고 각 약제간의 상호작용에 대해 전문적으로 배우는 한의사가 처방하는 한약으로 인한 간손상 사례는 실제로 많지 않다. 물론 기존에 검증이 되어있는 처방을 그대로 사용하지 않고, 임의대로 약제를 추가하여 간혹 예상하지 못한 결과가 나올 때도 있다. 또한, 일부 한의사가 민간요법에서 사용되던 건강기능식

품을 광고하면서 이러한 오해가 생길때도 있다. 실제로 최근 한국 뿐만 아니라 미국에서도 한약이 간손상에 미치는 영향이 음주나 아세트아미노펜 복용보다 미미하다는 사실이 밝혀졌다.

전문가의 정확한 진단과 정교한 처방은 오히려 간 기능을 개선한다. 생각해 보라. 내 한약을 복용하고 질병이 치료되었다면, 그것은 인체 전체가 정상화되었다는 의미다. 이런 상태에서 간 기능이 나빠질 리 있겠는가? 최근에는 실제로 혈액검사를 도입하는 한의원도 있으며 이와 같은 오해가 사실이 아님이 객관적으로 드러나고 있다.

한의학은 단순한 미신이나 관습이 아니다. 그것은 수천 년의 임상 경험과 현대 의학의 융합이 만들어낸 독특한 치료 체계다. 이제는 마음을 열고 한의학의 진정한 가치를 발견할 때다. 그때 비로소 우리는 동서양 의학의 장점을 통합하여 인류 건강에 기여하는 더 큰 그림을 그릴 수 있을 것이다.

환자들은 짧게는 3개월, 길게는 1년, 심지어 10년 넘게 한약을 복용하는 경우도 있다. 나 자신도 40년간 매일 한약을 복용하고 있다. 환자를 보며 불안할 때, 환자의 고통에 힘들어할 때, 애꿎은 한약에 대한 불신을 마주할 때, 공부에 몰입하여 잠이 오지 않을 때… 언제나 한결같이 한약을 복용해 왔다.

그 결과, 나는 40년 전보다 훨씬 건강해졌다. 만약 한약이 간에 해롭다는 말이 사실이라면, 나는 벌써 간이 파괴되어 이 글을 쓰고 있지도 못했을 것이다. 특히 내가 환자들에게 투여하는 처방은 순하고 부드러워 부작용은 거의 전무하다. 한약은 결코 사람을 해치는 독약이 아니라, 오히려 사람을 살리는 자연의 생약임을 믿어도 좋다.

또 다른 흔한 오해가 있다. "한약을 먹으면 암세포가 커지고 자궁근종이 커진다"라는 말이다. 이는 전혀 근거 없는 터무니없는 속설이다. 암세포와 자궁근종이 한약을 먹어서 커진다는 발상은 어디서 나온 것인지 참으로 어이가 없다.

이러한 오해는 한약에 대한 근본적인 무지에서 비롯된 것이다. 한약의 본질은 인체를 정상화시키는 데 있다. 암세포가 발생하고 자궁근종이 생긴 비정상적 인체 시스템을 정상으로 되돌리는 것이 한약의 역할이다. 오히려 한약은 인체의 자연 방어 기전을 강화하여 암세포와 자궁근종을 스스로 이겨낼 수 있는 힘을 키워주는 데에 도움을 준다.

여기서 가장 중요한 차이점을 이해해야 한다. 한약은 화학 약물과 작용 방식이 근본적으로 다르다. 화학 약물이 질병 부위에 직접 작용한다면, 한약은 질병을 만들어낸 잘못된 몸과 마음 전체를 정상화시키는 접근법을 취한다. 한약을 화학 약물의 관점으로만 바라보는 것이 이런 오해의 근원이 아닐까 생각한다.

자연의 지혜를 담은 한약은 인체의 자연 치유력을 깨우는 열쇠다. 그것은 증상만 억제하는 것이 아니라, 질병의 근본 원인을 해결하고 건강한 몸과 마음의 조화를 이루게 하는 오래된 지혜의 결정체다. 편견의 안경을 벗고 열린 마음으로 한약의 진정한 가치를 발견하는 순간, 치유의 새로운 지평이 열릴 것이다.

정신질환 환자들에게서 자주 듣는 질문이 있다. 내가 마주하는 환자들은 대체로 정신과에서 화학 약물을 복용 중인 경우가 많은데, "한약과 함께 복용하면 위험하지 않을까요?"라고 묻곤 한다.

결론부터 말하자면, 당연히 함께 복용해야 한다. (물론 충돌 부작용 가능성이 있는 일부 약물은 전문가로서 삼가시길 미리 말씀드린다) 많은 이들이 화학 약물과 한약을 동시에 복용하면 간에 무리를 준다고 생각하지만, 실제로는 그 반대다. 화학 약물로 이미 부담을 받고 있는 간을 한약이 오히려 보호하고, 약물 부작용을 극복하도록 돕는다.

정신과 약물을 장기 복용하는 환자들은 감약과 단약 후유증에 시달린다는 사실을 알아야 한다. 나는 치료 초기에는 화학 약물과 한약의 병용을 시도한다. 치료가 진행되면서 증상이 호전되고 주요 증상이 정상으로 회복되어 온전한 상태가 되면, 그때부터 화학 약물의 점진적 감량을 시도한다.

이 과정은 매우 조심스럽게 진행된다. 화학 약물을 완전히 중단할 때는 하루, 이틀, 3일… 30일 동안 하루씩 늘려가며 약을 쉬는 날을 만든다. 그리고 30일 동안 증상이 없어야 비로소 화학

고대인으로부터 온 편지

약물의 완전한 중단을 시도한다. 단약 후에도 몇 개월 동안 환자를 자세히 관찰하고 살핀다. 그 이후에 아무런 문제가 발생하지 않으면 비로소 완치 판정을 내린다.

정신질환 환자와 치유자 사이에는 깊은 신뢰 관계(라포)가 형성되어야만 온전한 회복이 가능하다. 이는 지난하고 복잡한 과정임을 모두가 인식해야 한다. 결코 감기 치료하듯 단순하게 접근할 수 있는 질환이 아니다.

나는 정신질환의 완전한 치료란 재발 없이 정상 생활로 복귀하는 것이라고 정의한다. 한약 복용을 중단한 후에도 30일간의 경과를 면밀히 살피며, 질병 이전의 정상적인 상태로 돌아왔을 때 비로소 완치 판정을 내리고 일상적인 정상 생활로의 복귀를 허락한다.

정신 치유는 참으로 어렵고 지난한 과정이다. 하지만 그 끝에는 환자가 온전한 자신을 되찾는 기쁨이 기다리고 있다. 이 여정에서 가장 중요한 것은 환자와 치유자 간의 신뢰와 인내, 그리고 끝까지 포기하지 않는 의지다.

특히 '소울루션' 치료는 정신질환의 온전한 치유를 목표로 한다. 단순한 증상 완화가 아닌, 질병 발생 이전의 삶으로 환자를 돌려보내는 것이 최종 목표다. 한약으로 치료되어 정상 상태로 회복된 후, 다시금 재발 없이 온전한 삶을 누리게 하는 것. 이것이 내가 추구하는 치료의 본질이다.

내게 치료받았던 환청 환자가 감동하여 나의 과거 저서 '소울루션' 책을 자신의 주치의에게 소개했던 일이 있다. 그런데 모 대학 교수는 내 책을 바닥에 내동댕이치며 "이건 사기"라고 폄훼했다고 한다. 내 책도 제대로 보지 않고, 치료법도 알아보지 않은 채 단호히 거부감을 표시하는 것은 의사의 도리가 아니라고 생각한다. 의학은 궁극적으로 환자를 위해 존재해야 한다. 환자에게 최선의 방책이 있다면 기존 패러다임을 넘어 과감히 수용하는 것이 의학의 본질이 아닐까?

또 다른 사례도 있다. 1년간 치료를 받아 불안장애와 공황장애가 치료된 환자가 오래전부터 다녔던 모 대학 한방병원 교수에게 선의로 물었다. "〈상한론〉을 아시나요? 저는 〈상한론〉으로 치료가 되었어요." 그런데 그 교수는 "〈상한론〉이 정신질환을 고쳤다면 벌써 한의학 전체가 상한론 천지가 되어야 하고, 그렇다면 노벨의학상 감이다"라며 비하했다고 한다. 환자의 직접적인 치유 경험이라는 엄연한 사실 앞에서도 믿지 않는 상황을 도저히 이해할 수 없다.

이런 현상은 기존의 고정관념에 매몰된 결과다. 좀 더 열린 마음으로 접근한다면, 우리 대한민국은 제대로 된 의학의 새로운 장을 열 수 있다. 단순한 지식 수입국에서 벗어나 지식 생산국으로 도약할 수 있는 귀중한 콘텐츠를 가지게 되는 것이다.

토머스 쿤이 〈과학혁명의 구조〉에서 설명했듯이, 과학의 발전은 기존 패러다임의 위기와 새로운 패러다임의 등장을 통해 이루어진다. 정신의학 분야도 마찬가지다. 지금은 기존 접근법의 한계가 드러나고 있는 시점이다. '소울루션'은 바로 이 위기의 순간에 등장한 새로운 패러다임이 될 수 있다.

새로운 것을 두려워하지 말고, 환자의 실제 치유 경험이라는 증거에 귀 기울이는 자세가 필요하다. 그것이 진정한 의학의 발전을 위한 첫걸음이 될 것이다.

이 모든 것은 '나'로 부터 출발하였다

나도 드디어 40년 만에 치료가 되었다. 40년간 괴롭혔던 고질적인 질병을 '소울루션'으로 근원적으로 치료되어 정상으로 회복되었다. 그렇다면 나의 질병 발생 원인을 더듬어 추적해 보자.

18세에 처음으로 쓰러졌을 때는 내가 원하던 대학에 들어가야 한다는 집념으로 밤새워 공부한 것이 원인이 되었다. 내가 원하는 것을 성취하기 위해 밤새 정신적으로 몰입하면서 건강을 잃었다. 열심히 공부했지만, 다른 친구들에 비해 나아지지 않아 뜻대로 되지 않는 자신을 혹사시켰고, 결국 폐결핵으로 쓰러지고 말았다. 3년간의 투병 생활 중에 폐결핵이란 문제는 조금씩 회복되었으나, 내 몸은 정상으로 회복되지 않고 점점 무기력해졌다.

건강에 대한 염려와 미래에 대한 걱정과 암담함에 밤마다 잠을 이루지 못했다. 죽음에 대한 공포와 미래에 대한 불안, 두려움의 생각들이 나를 사로잡았다. 이로 인해 3년간 제대로 잠을 이루지 못했고, 어느 날 호흡이 곤란해지고 가슴이 답답하며 위로 열이 뻗쳐서 정수리 부위가 찌릿하게 이상한 감각으로 고생하기 시작했다.

개원하고서 임상 초기부터 운이 좋아 승승장구했다. 개원 초기부터 환자가 몰려오기 시작했는데, 환자에 대한 진정성이 통했는지 성황을 이루었다. 2년 만에 확장 이전 개원했다. 환자는 성황을 이루고 임상에 성공을 거두고 있었지만, 나는 여전히 부족하다고 생각했다. 치료 의학에 대한 열망과 한·양방 협진 시스템에 대한 열정이 강했다. 나의 이러한 욕구를 채우기 위해 과한 욕심을 부리기 시작했고, 대형 한·양방 협진 시스템을 갖춘 대형 병원을 개원하게 되었다. 그 당시는 실제로 부족함을 채워야 한다는 욕망으로 체중도 증가했다. 내 인생의 세 번의 큰 고비를 돌아보니, 각각 다른 패턴으로 질병이 발생했음을 알 수 있다. 각 패턴은 모두 내면의 불균형에서 비롯되었다. 과도한 성취욕, 지나친 불안감, 채워지지 않는 공허함, 이 모든 것들이 내 몸과 마음의 균형을 깨뜨렸다.

40년의 긴 여정 끝에 나 자신을 치료할 수 있었다는 사실은 내게 더없는 확신을 준다. 나 자신이 바로 살아있는 증거다. 이제

나는 내 경험을 통해 수많은 환자를 더 깊이 이해하고 치유할 수 있게 되었다. 치유자가 자신의 상처를 알 때, 비로소 진정한 치유의 길이 열리는 것이다.

내 삶에서 가장 아픈 순간 중 하나는 나의 한의학적 가치와 철학을 공감해 주고 이해해 줄 사람들에게 상처를 받은 것이다. 나는 순수한 마음으로 공동의 선을 추구하고자 했다. 한의학이 학문으로써 손색이 없고, 치료 의학으로써 완성을 이루기를 갈망했다. 나 혼자의 힘보다 함께 가면 이런 목표를 빠르게 이루고 싶은 욕구밖에 없었다. 내 생각과는 다르게 학문적 견해차가 보이고, 공유하지 못하는 문제로 가슴에 상처가 되었다. 사람을 소중하게 생각하는 나로서는 매우 충격적이었다. 오랜 시간 지켜온 나의 가치와 철학도 무너져 내려 상처를 받았다.

요즘은 몸과 마음이 건강해져서 활기차게 생활하고 있다. 무리하여 운동을 과하게 하거나 활동량이 증가하여 어깨나 허리에 문제가 생기면, 인정욕구로 인한 과잉 행위로 몸에 무리가 와서 질병이 발생하는 패턴에 속하는 처방으로 치료한다.

현재는 어려운 정신질환 환자를 보고, 온전한 치료에 대한 연구로 책을 많이 읽게 되면서 생각이 많아지고 심리적 부담을 느낄 때가 많다. 어려운 정신질환 환자를 보면서 어떻게 하면 제대로 치료할 건지, 진료 중에 나의 자존심이 무너지면 심적으로 힘들고, 하루 종일 이런저런 생각들이 많다.

정신질환의 온전한 치유, 정신의학에 대한 완성, 한의학의 치료 의학 완성, 〈상한론〉의 대중화 및 보편화, 〈상한론〉의 인문학적 및 철학적 사유의 완성, 이를 바탕으로 의학계에 울림을 주는 강의 계획, 정신질환 환자들을 위한 새로운 시스템 구축, 정신질환 환자를 보호하는 가족들 문제 해결, 건강한 부모 교육 캠페인, 전 인류를 위한 한국형 의학 모델 등 여러 가지 생각들로 머릿속이 가득하다. 해당 패턴에 맞는 한약을 복용하면서 버텨내고 있다. 동시에 책을 읽고 산책하면서 내 꿈을 실현하려고 하고 있다.

나를 중심으로 질병의 원인을 추적해 보았다. 여러분들도 자세하게 관찰해 보면 살아오면서 반드시 질병의 원인을 추적할 수 있다. 이렇게 변병 진단은 체질처럼 고착화된 게 아니고 패턴 중에 속하게 되어 있다. 여기서 주의해야 할 것은 반드시 그 원인이 결과로 이어져 질병이 발생했을 때만 변병 진단이 가능해진다. 다시 말해 질병의 발생에 원인과 결과가 정확하게 맞아떨어지는 인과관계가 형성되어야 비로소 질병으로 인정하는 것이다.

내가 임상 40년 동안 안 먹어본 한약이 없다. 40년 임상의 전반부에는 기존의 한약 처방은 모두 먹어보았다. 그래도 내가 원하던 치료 결과가 나오질 않았다. 나는 그래서 내 몸을 통해서 상대적으로 비교 판단을 할 수 있다. 내 몸이 실험 대상이었다. 3년간 투병 생활 중에 얻었던 불면증과 공황장애의 후유증으로 나를 괴롭힌 40년 증상이 있었다. 어느 날 밤에 공황발작이 올 때 머리 위로 솟구치는 열감이 있은 후로 정수리 부위가 이상한 감각으로 아팠다. 신경을 많이 쓰거나 책을 많이 읽거나 어려운 환자들을 보고 나면 어김없이 이상한 감각으로 괴롭고 수면에도 방해되었다. 나의 마지막 남은 후유증 하나였다.

결국 지금의 〈상한론〉 처방을 복용하고서 마지막 남은 나의 걸림돌을 치료했다. 이제 모든 게 말끔하게 치료가 되었다. 고대인이 정답을 주었고, 나는 비정상에서 정상으로 회복되어 비로소 살아가고 있다.

드디어 나는 나를 치료했던 치료의 비밀을 찾았다. 무려 40년 만에 나의 다빈치 코드를 고대인이 보낸 편지로부터 찾을 수 있었다.

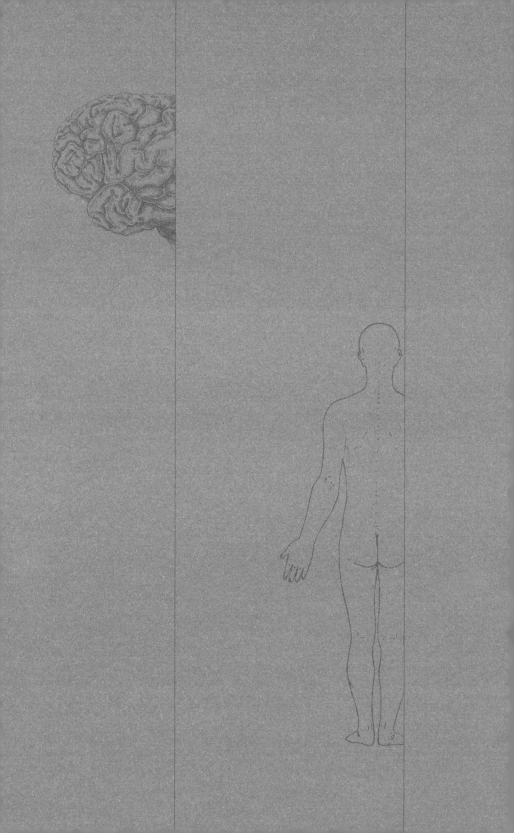

6장

여기,
새로운 길을
제시하다

"우리는 우리가 바라는 변화가 되지 않는 한,

세상은 결코 변하지 않는다."

— 마하트마 간디

정답은 '융합 의학'이다

　서문에서도 언급했듯이, 서양의학은 인류 역사상 가장 놀라운 발전을 이루어왔다. 인류의 기대수명은 눈에 띄게 늘어났고, 과거에는 생명을 잃을 수밖에 없었던 심각한 사고를 당한 사람들도 현대 의학 기술의 발전과 의료진들의 헌신적인 노력으로 인해 웃으며 퇴원하는 기적 같은 일들이 일상이 되었다. 이뿐만이 아니다. 미적 욕구를 충족하고자 하는 이들, 노화의 흐름을 조금이라도 늦추고자 하는 사람들까지도 서양의학의 혁신적인 기술 덕분에 그들의 소망을 실현해 나가고 있다.

　그러나 모든 의학 분야가 뛰어난 진보를 이룬 것은 아니다. 정신질환 치료 영역은 독특한 예외로 남아 있다. 의료인류학자 제임스 데이비스가 〈정신병을 팝니다〉에서 명확히 지적했듯이, 의학의 거의 모든 영역이 비약적인 발전을 이루는 동안, 오히려 퇴보의 양상을 보이는 유일한 분야가 바로 정신건강 영역이다.

데이비스의 연구에 따르면, 각국 정부의 지속적인 보건 예산 증가와 정신과 약물 처방의 급증에도 불구하고, 지난 20년간 전 세계 인류의 정신건강 지표는 오히려 악화되거나 정체되어 있는 상황이다. 현대 정신의학은 정신적 고통의 원인을 주로 개인의 뇌 기능 장애나 신경전달물질의 불균형으로 간주하고, 이를 화학적으로 조절하는 약물 치료에 크게 의존하고 있다. 그러나 이러한 접근법은 단기적인 증상 완화에는 효과가 있을지 몰라도, 근본적인 문제 해결에는 한계를 드러내고 있다.

오해하지 마시라. 이는 한의사인 내가 주장하는 것이 아니라, 실증적 연구와 엄격한 통계 분석을 바탕으로 많은 전문가들이 제시하고 있는 객관적 현실이다.

이제 정신건강 분야는 새로운 패러다임을 필요로 한다. 기존의 방식이 한계를 보일 때, 우리는 다른 대안을 모색해야 한다. 나는 그 대안이 서양의학의 신속한 '응급의학적 접근'과 한의학의 '원인 중심적 전인적 치료'의 결합에 있다고 확신한다.

지난 30여 년간 한의학은 서양의학의 눈부신 발전 속에서 상대적으로 그 입지와 가치가 축소되어 왔다. 그러나 이것이 한의학이 지닌 본질적 가치까지 폄하되어야 할 이유는 될 수 없다. 오히

고대인으로부터 온 편지

려 서양의학이 명백한 한계를 보이고 있는 정신질환 영역에서, 한의학이 기여할 수 있는 특별한 역할이 있음을 인식해야 할 때다.

이 논의의 장에서 양 의학계는 좁은 이해관계나 직역 간 갈등을 넘어, 오직 정신질환으로 고통받는 환자들을 위한 최선의 치료법을 강구하는 데 집중해야 한다. 환자의 치유와 회복이라는 공동의 목표 앞에서는 어떤 의학적 전통이나 접근법도 배타적 우위를 주장할 자격이 없다.

서양의학의 약물 치료는 복용 즉시 놀라울 정도로 빠른 시간 안에 환자가 호소하는 급성 증상을 완화시키는 탁월한 효과를 보인다. 이는 그 누구도 부정할 수 없는 명백한 장점이다. 그러나 약물 치료의 근본적인 한계는 '일시적 효과'에 있다. 약물의 효과가 감소하거나 사라질 무렵, 환자들은 종종 동일하거나 때로는 더 강한 증상의 재발을 경험한다.

더욱 우려되는 것은 이러한 약물들이 1년, 5년, 심지어 10년 이상 장기간 복용 되는 현실이다. 장기 복용으로 인한 신체적, 정신적 부작용과 약물 의존성의 문제는 현대 정신의학이 직면한 심각한 도전이다. 이에 대한 자세한 내용은 이 책의 취지를 고려하여 깊이 다루지는 않겠으나, 많은 연구와 환자들의 증언이 이 문제의 심각성을 뒷받침하고 있다.

반면, 한의학적 접근은 복용 즉시 극적인 증상 개선을 기대하기는 어렵다. 한약은 정신과 약물처럼 특정 신경전달물질을 직접

조절하기보다는, 인체의 전반적인 균형과 자연 치유력을 회복시키는 데 초점을 맞추기 때문이다. 이는 마치 빠른 답을 얻기 위해 계산기를 사용하는 것과, 수학의 기본 원리를 이해하여 스스로 문제를 해결하는 능력을 키우는 것의 차이와도 같다.

한의학의 진정한 가치는 정신질환으로 인해 비정상적 상태에 놓인 환자의 몸과 마음을 근본적으로 정상화시키는 데 있다. 이는 단순히 증상을 억제하는 것이 아니라, 질병의 근본 원인을 파악하고 인체의 자연적 회복 능력을 강화함으로써 진정한 치유를 이끌어내는 과정이다.

정리하자면, 지금 당장 급성 증상을 완화해야 할 환자에게는 서양의학의 화학 약물 치료가 필요하고, 장기적으로 건강한 삶을 되찾기 위해서는 한의학의 근원적 치료가 필요하다. 이 두 접근법이 조화롭게 결합된다면, 그것이야말로 정신질환 환자들에게 제공할 수 있는 가장 이상적인 치료법이 될 것이다. 이것이 바로 각 의학의 장점만을 취한 진정한 의미의 '융합의학'이다.

40년간의 임상 경험과 개인적인 치유 여정을 통해, 나는 이러한 통합적 접근이 단순한 이론이 아닌 실제로 효과적인 치료법임을 확신한다. 나 자신도 정신질환의 고통을 경험하고 극복한 사람으로서, 환자의 입장에서 진정으로 필요한 것이 무엇인지 깊이 이해하고 있다.

내가 지금 이 글을 쓰고, 이 책의 출간을 추진하는 이유는 오로지 환자를 온전하게 치료하는 것이 의학의 본질이라는 개인적 신념과 철학 때문이다. 부디 정신질환 치료에 있어 '융합의학'이 환자들에게 새로운 희망의 빛이 되어, 그들이 진정한 의미의 치유와 회복의 길을 찾을 수 있기를 간절히 바란다.

그리고 나는 그 길에 한의사로서, 또 한 명의 회복된 환자로서 언제나 함께 할 것을 약속한다.

K-SOUL

이 장에서는 조금 더 철학적인 이야기를 해보려 한다.

우리나라, 대한민국은 긴 세월 동안 지식수입국으로 살아왔다. 아니 처음부터 지금까지 지식을 생산하지 않고, 다른 나라에서 만든 빛나는 철학을 수입했다고 해도 과언이 아닐 것이다. 우리는 남들이 빚어놓은 철학과 지식을 빠른 속도로 따라잡는 데는 탁월한 능력을 보이며 지금까지 발전해 왔다. 그러나 이제는 전환점이 필요하다. 우리가 스스로 다른 나라가 탐낼만한 지식, 철학, 또는 그 무언가를 직접 생산하고 이를 수출해야 할 때가 왔다.

나는 이러한 패러다임 전환의 핵심이 한의학을 의학으로, 한

의사를 의료인으로 공식 인정하고 있는 세계 유일무이한 대한민국의 독특한 의료 구조에 있다고 확신한다. 전 세계적으로 정신 건강 문제로 고통받는 환자들이 급증하는 상황에서, 대한민국의 이중적 의료 체계는 새로운 돌파구를 제시할 수 있는 열쇠를 쥐고 있다.

하지만 이러한 역사적 기회를 현실화하기 위해 넘어야 할 장벽들이 존재한다.

첫째, 한국 의료계와 한의계의 인식 전환이 그 무엇보다 절실하다. 의사들의 입장을 이해하지 못하는 것은 아니다. 다른 나라에서는 서양의학이 의학의 전부인 것과 달리, 그들이 태어나고 성장한 대한민국에서는 한의학이라는 또 다른 의학이 그들의 영역을 침범한다고 여길 수 있다.

이러한 심리 때문인지, 의학계에서는 한의계를 향한 과도한 공격과 매도가 심심치 않게 이루어진다. 예컨대, 한약을 먹으면 간이 나빠진다거나, 일부 한의사들의 의료사고를 한의계 전체의 학문성 결여로 확대 해석해 대중의 인식을 왜곡하는 일들이 지속되고 있다. 의학계에 간곡히 부탁하건대, 이러한 일부 사건들이 한의학 전체의 모습이 아님을, 이러한 무분별한 일반화는 중단되어야 함을 강조하고 싶다.

반면, 한의사들 역시 현재 상황에서 인식 전환이 쉽지 않은 것은 사실이다. 그러나 단기적 손익이 아닌 미래를 위해서라도 우리가 진정으로 잘할 수 있는 영역에 집중해야 한다. 의사들이 이미 탁월한 성과를 내고 있는 분야에 한의학적 개념을 억지로 접목해 기형적인 의학을 만들어서는 안 된다.

나 자신도 한의계의 일원으로서, 이 부분은 강력히 개선되어야 한다고 확신한다. 간단히 말해, 한의사는 서양의학이 월등한 성과를 보이는 영역은 과감히 양보해야 한다. 그리고 서양의학이 한계를 드러내는 반면, 한의학이 독보적 가치를 발휘할 수 있는 영역에 선택과 집중을 해야 한다. 예상했듯이, 이 핵심 영역은 바로 정신건강 분야라고 확신한다.

둘째, 대중의 인식 전환도 필수적이다. 현재 한의학은 단순히 오래된 학문, 몸보신을 위한 보약, 또는 근골격계 치료를 위한 침구, 추나 치료 정도로만 인식되고 있다. 안타깝게도 오늘날에는 이러한 제한적 인식마저 희미해지고 있다. 그러나 이 문제는 단지 대중의 탓이 아니라, 대중이 그런 시각을 갖게 만든 한의계 전체가 깊이 반성해야 할 사안이다.

질병 치료를 위해 헌신하기보다, 한의사 면허를 단순한 수익 창출 수단으로만 활용해 온 일부 한의사들의 일탈로 인해 한의계 전체가 불신의 그늘에 놓인 현실을 직시해야 한다. 한의학의 본질적 가치보다 상업적 이익에 집중한 결과, 우리는 귀중한 의학적 가치를 스스로 훼손해 왔다는 사실을 인정해야 한다.

이러한 우려 사항들이 해소된다면, 나는 대한민국이 전 세계

고대인으로부터 온 편지

가 아직 상상조차 하지 못한 영역에서 혁신적인 지식 수출국으로 도약할 수 있다고 확신한다. 서양의학과 한의학의 통합적 접근법은 세계 의학사에 새로운 지평을 열 수 있는 독창적 모델이 될 것이다. 예를 들면, 'K-Medi', 'K-Soul'이라는 이름으로 말이다.

이 비전은 당장 오늘 실현되기는 어려울 수 있으나, 반드시 성취해야 할 가치 있는 목표다. 대한민국의 독특한 의료 구조를 바탕으로 전 세계 환자들에게 진정한 치유의 길을 제시하는 날이 반드시 올 것이라 믿는다.

건강한 부모 교육,
'타노스의 핑거스냅'

의심의 여지 없이 또 부모였다.

앞선 글에서 서술했듯이, 거의 모든 정신질환은 부모 또는 가정 환경에서부터 시작된다. 이에 대한 구체적인 사례들은 1장에서 상세히 다루었으니, 관심 있는 독자라면 자세히 살펴보길 권한다.

내가 주장하는 "거의 모든 정신질환의 원인은 부모에게서 왔다"라는 명제에 의구심을 표하는 이들이 있을 것이다. 이는 당연한 반응이다. 정신의학의 주류적 관점에서는 유전적 요인, 뇌 화학물질의 불균형, 또는 직접적인 외상 경험을 정신질환의 주요 원인으로 지목하기 때문이다. 하지만 40년간의 임상 경험과 수천 명의 환자 치료를 통해, 나는 이러한 표면적 원인 아래에는 더 깊은 근원적 요인이 존재한다는 사실을 발견했다.

하나의 구체적인 예를 통해 이 개념을 설명해 보겠다. 직장 내 괴롭힘으로 우울증이 발생한 환자를 가정해 보자. 일반적인 정신건강의학과에서는 이 우울증의 증상을 완화하기 위해 항우울제나 항불안제를 처방하여 환자가 현재 경험하는 고통을 줄이는 것이 주 치료가 될 가능성이 높다. 그리고 이 경우 우울증의 '원인'으로는 직장 내 괴롭힘을 자행한 가해자나 독선적인 직장 환경이 지목될 것이다.

그러나 내가 말하는 '원인'은 이와는 본질적으로 다른 차원의 것이다. 굳이 표현하자면, 이는 '원인의 원인' 또는 '근원적 원인'이라고 할 수 있다. 수많은 환자 사례를 통해 알게 된 사실은, 같은 직장 내 괴롭힘을 경험하더라도 모든 사람이 우울증을 앓는 것은 아니라는 점이다. 왜 어떤 사람들은 심각한 정신적 충격을 받는 반면, 다른 이들은 상대적으로 덜 영향을 받는 것일까?

그 답은 바로 개인의 심리적 토양, 즉 부모와의 관계 및 유년기 환경에서 형성된 정신적 구조에 있다. 예를 들어, 과보호 속에서 무조건적인 사랑과 인정만 받으며 자란 사람은 직장에서의 작은 지적이나 비판에도 심각한 상처를 입을 수 있다. 이는 그들이 거절이나 비판을 처리하는 심리적 기제를 발달시키지 못했기 때문이다.

또 다른 예로, 유년기에 부모로부터 충분한 인정과 존중을 받지 못한 경우, 이러한 결핍이 권위 있는 상사나 선배의 비판에 과민하게 반응하도록 만들 수 있다. 과거 부모에게 억압된 분노가 현재의 권위 인물에게 투사되어, 일상적인 업무 지적조차 인격적 모욕으로 받아들이게 되는 것이다.

혹은 부모의 사랑과 인정을 얻기 위해 끊임없이 완벽함을 추구하며 성장한 사람에게는, 직장에서의 실수나 비판이 자신의 존재 가치 자체를 위협하는 사건으로 경험될 수 있다. 이는 단순한 업무상 피드백이 아니라, "나는 사랑받을 가치가 없다"라는 깊은 자기 부정으로 이어진다.

이처럼 겉으로 드러난 '우울증'이라는 동일한 진단명 뒤에는, 각기 다른 심리적 역동과 내적 상처가 존재한다. 그리고 이 내적 상처의 뿌리는 대부분 부모와의 관계, 가족 역동, 유년기 경험에서 비롯된다. 이것이 바로 내가 '거의 모든 정신질환의 원인은 부모에게서 왔다'라고 주장하는 근거이다.

그렇다면 이러한 통찰은 우리에게 어떤 혁명적 가능성을 시사하는가? 정신질환의 근원적 원인이 부모-자녀 관계와 양육 방식에 있다면, 서양의학의 약물 치료나 한의학적 치료보다 더 근본적이고 효과적인 예방책이 존재한다는 것을 의미한다. 바로 부모 교육과 건강한 가정 환경 조성이 그것이다.

인류 역사의 시작부터 인간을 사회적 존재로 길러내는 가장 핵심적인 역할은 부모에게 있어왔다. 부모는 단순히 생물학적 존재를 낳는 것을 넘어, 정신적·정서적·사회적 발달의 토대를 마련하는 건축가이다. 이러한 의미에서, 나는 정신질환뿐 아니라 인류가 경험하는 대부분의 고통과 문제의 해결책이 건강한 부모-자녀 관계의 회복에 있다고 감히 주장한다.

이러한 믿음에 기반하여, 나는 한 한의원의 원장이기 이전에 사회의 구성원으로서 '건강한 부모 캠페인'을 구상하고 시도한 적이 있다. 그 핵심은 운전면허증과 유사한 개념의 '건강한 부모 자격증' 제도 도입이었다. 물론 이 자격증이 없다고 양육권을 제한할 수는 없기에, 강제성 없는 자발적 교육 프로그램으로 설계했다.

이 프로그램의 목표는 예비 부모 및 현재 부모들에게 아이의 정서적, 심리적 발달에 대한 깊은 이해와 건강한 양육 기술을 제공하는 것이다. 여기에는 자녀의 감정을 존중하고 공감하는 방법, 건강한 경계 설정, 자율성 지원, 그리고 다양한 발달 단계에서 나타나는 도전을 효과적으로 다루는 방법 등이 포함된다.

이러한 자격증을 취득한 부모들은 단순히 지식만 습득하는 것이 아니라, 자녀 양육에 대한 명확한 철학과 방향성을 갖게 될 것이다. 그들은 자신의 감정적 반응, 트라우마, 미해결된 문제들이 자녀에게 어떻게 영향을 미칠 수 있는지 인식하고, 이를 건강하게 관리하는 방법을 배우게 된다.

이렇게 양육된 아이들은 정서적으로 안정되고, 자신의 감정을 인식하고 표현할 줄 알며, 건강한 관계 형성 능력을 갖춘 성인으로 성장할 가능성이 높다. 그들은 성인이 되어 사회와 인류에 긍정적으로 기여하는 구성원이 됨으로써, 건강한 사회를 만드는 선순환 구조를 창출할 것이다.

물론 이러한 제안이 즉각적인 효과를 가져오거나 모든 문제를 해결할 수는 없다. 그러나 장기적인 관점에서, 이는 우리 사회의 정신건강 문제를 근본적으로 개선할 수 있는 가장 효과적인 접근법이라고 나는 확신한다. 약물이나 치료가 이미 발생한 문제에 대응하는 방법이라면, 건강한 부모 교육은 문제의 발생 자체를 예방하는 전략이기 때문이다.

정신건강 문제가 확산되고 있는 현대 사회에서, 이러한 예방적 접근법의 중요성은 아무리 강조해도 지나치지 않다. 우리는 단순히 증상을 치료하는 것을 넘어, 인간 발달의 가장 기본적인 토대인 부모-자녀 관계의 질을 향상시키는 데 더 많은 관심과 자원을 투자해야 한다.

결국 정신건강의 미래는 의학적 치료의 발전만으로 보장되지 않는다. 그것은 우리가 다음 세대를 어떻게 양육하고, 어떤 정서적·심리적 환경을 제공하느냐에 달려있다. 이것이 내가 40년의 임상 경험을 통해 도달한 가장 중요한 깨달음이며, 인류의 정신건강을 위한 가장 근본적인 처방이다.

마블 영화 '어벤져스: 인피니티 워'에서 타노스는 인피니티 스톤을 모아 단 한 번의 손가락 튕김(핑거스냅)으로 우주 인구의 절반을 순식간에 소멸시켰다. 이는 상상할 수 없는 파괴력이자 우주적 차원의 급진적 변화를 의미한다. 타노스는 자신의 행동이 궁극적으로 남은 이들에게 더 나은 삶을 가져다줄 것이라는 왜곡된 신념을 가지고 있었다.

건강한 부모 교육은 이와 같은 극단적인 방식이 아니라 건설적인 접근법으로, 하지만 그 효과 면에서는 타노스의 핑거스냅과 같은 혁명적 변화를 가져올 수 있다. 우리 사회의 정신건강 문제, 대인관계 문제, 나아가 여러 사회적 병리 현상들이 단 한 세대 만에 극적으로 감소할 가능성이 있기 때문이다. 타노스가 우주의 균형을 위해 파괴를 선택했다면, 건강한 부모 교육은 인류의 번영을 위한 창조적 접근법이다. 두 방식 모두 급진적인 변화를 가져오지만, 하나는 파멸을, 다른 하나는 치유와 성장을 가져온다. 인류의 역사에서 이보다 더 강력하고 근본적인 해결책은 찾기 어려울 것이다.

정신건강 통합재활센터,
꿈이 아니길

마지막 장은 내가 품고 있는 개인적인 꿈에 관한 이야기다. 나의 비전을 담은 이 구상이 언젠가는 이루어지리라 믿는다.

우리 의료 시스템에서는 오랫동안 하나의 분명한 불균형이 존재해 왔다. 신체적 질환을 겪은 환자들은 치료 이후 '재활'이라는 체계적인 과정을 거치며 일상으로 돌아간다. 뇌졸중 후 재활, 수술 후 재활, 외상 후 물리치료 등이 그 예다. 이 과정은 의학적 치료의 당연한 연장선으로 인식되고 제도화되어 있다.

그러나 정신건강 영역에서는 이러한 통합적 접근이 놀랍도록 부재하다. 40년간 수많은 정신질환 환자를 치료하면서, 나는 늘 이 근본적인 질문과 마주해 왔다. "약물 치료나 상담 치료가 끝

고대인으로부터 온 편지

난 후, 환자들은 어디로 가는가?"

완치 판정을 받고도 많은 환자들이 사회로 온전히 복귀하지 못하는 현실을 목격했다. 이들에게는 약물 의존성에서 벗어나는 과정, 직업 재활, 대인관계 회복, 자기 효능감 재건이라는 중요한 과제가 남아있음에도, 이를 체계적으로 지원하는 시스템은 부족했다. 의학적 치료는 끝났지만, 삶의 치유는 완성되지 않은 것이다.

미국 보스턴의 '닷하우스'는 내가 꿈꾸는 통합적 정신건강 케어 센터의 중요한 롤모델이다. 이곳은 단순한 1차 의료기관이 아니라, 의사, 간호사뿐 아니라 사회복지사, 재무 상담사, 영양사 등 다양한 전문가 300명이 함께 일하는 통합 케어 시스템이다.

특히 내게 영감을 준 것은 닷하우스의 한국인 의사가 치료한 만성 허리 통증으로 내원한 환자의 사례다. 표면적인 통증 뒤에 우울증, 불안장애, 뇌전증이 복합된 환자의 진짜 문제를 해결하기 위해, 의사가 사회복지사와 협력해 환자의 불안정한 주거 환경까지 개선했다는 점이다. 이것이 바로 내가 추구하는 '원인 치료'의 본질이다.

정신질환도 마찬가지다. 정신질환의 원인은 단순히 뇌 속 신경전달물질의 불균형만이 아니다. 그 뒤에는 불안정한 주거, 경제적 어려움, 사회적 고립, 과거의 트라우마 등 복합적 요인이 작용한다. 진정한 치료는 이러한 근본 원인에 접근할 때 비로소 가능하다.

　이러한 통찰을 바탕으로, 나는 '정신건강 통합재활센터'라는 새로운 모델을 구상하게 됐다. 이 센터는 다양한 분야의 전문가들이 하나의 팀으로 협력하여 환자 중심의 통합 케어를 제공한다. 한의사, 정신건강의학과 전문의, 심리상담사뿐 아니라 사회복지사, 재무 상담사, 직업 코치, 영양사, 예술 치료사 등이 환자의 증상만 보는 것이 아니라, 그 증상을 유발하는 사회경제적 요인, 환경적 요인까지 고려한 전인적 치료 계획을 수립한다. 닷하우스가 환자의 깨진 창문을 수리해 준 것처럼, 우리 센터도 환자의 회복을 방해하는 외부 요인들을 적극적으로 해결한다.

　또한 급성기 치료에서부터 약물 감량, 직업 재활, 사회적 기술 훈련, 가족 관계 회복까지 이어지는 연속적인 회복 과정을 체계적으로 지원하며, 대형 병원, 지역 기업, 주거 지원 서비스, 법률 지원 등 다양한 자원과의 네트워크를 구축하여 환자가 필요로 하는 모든 서비스를 연결해 준다. 이 센터는 단순히 '몇 명의 환자를 보았는가?'가 아니라 '얼마나 많은 환자가 실제로 회복되어 사회로 복귀했는가?'를 측정하는 결과 중심의 접근법을 채택한다.

　물론 현재 한국에도 '정신 재활시설'이라는 이름의 기관이 존재한다. 그러나 이들 시설은 대부분 수도권에 편중되어 있고, 지방 지자체별로는 한두 곳에 불과하며, 접근성이 떨어지는 외진

지역에 위치한 경우가 많다. 더욱이 의료적 개입과 재활 프로그램이 분리되어 있어 통합적 케어가 어렵고, 대부분 만성 조현병 환자를 중심으로 한 보호적 기능에 초점을 맞추고 있다. 내가 제안하는 모델은 이러한 한계를 넘어, 정신질환의 원인 치료부터 사회복귀까지 원스톱으로 지원하는 혁신적 시스템이다.

내가 꿈꾸는 센터는 닷하우스처럼 도심 접근성이 좋은 곳에 위치하여 낙인감 없이 방문할 수 있다. 실내 운동 시설, 명상 공간, 영양 상담실, 직업 훈련 센터, 예술 치료실 등을 갖추고, 과학적 근거에 기반한 다양한 프로그램을 제공한다. 한약 치료를 포함한 융합의학적 접근은 물론, 환자의 사회경제적 회복을 위한 포괄적 지원 시스템까지 구축한다.

무엇보다 중요한 것은 이곳이 단순한 '재활 시설'이 아닌, 정신질환의 근본 원인을 해결하고 환자들이 자신의 삶을 새롭게 써내려가는 '치유의 공동체'가 되는 것이다. 질병 이전의 삶으로 돌아가는 것을 넘어, 더 건강하고 의미 있는 새로운 삶을 창조해 나가는 공간이 되길 바란다.

닷하우스의 사례에서 주목할 점은 행위별 수가제가 아닌, 환자 중심의 지불 체계로 운영된다는 점이다. 진료 행위 하나하나에 값을 매기는 것이 아니라, 환자 한 명을 전인적으로 케어한 결과에 따라 보상받는 시스템이다. 이는 의료진이 단순히 증상 완화에만 집중하는 것이 아니라, 환자의 장기적인 웰빙과 회복에 투자할 수 있게 해준다.

한국에서도 이러한 혁신적 의료수가 체계가 도입된다면, 내가 꿈꾸는 정신건강 통합재활센터의 실현 가능성은 더욱 높아질 것이다. 그때까지는 민간 자원을 활용하고, 다양한 사회적 지원을 모색하는 방식으로 이 비전을 향해 나아갈 것이다.

나는 이런 모델이 언젠가 현실이 되어, 약물 치료와 재활 프로그램이 하나로 통합된 정신건강 케어의 새로운 표준이 되기를 소망한다. 단순히 증상을 없애는 것이 아닌, 한 사람의 온전한 회복과 성장을 돕는 진정한 '원인 치료 중심의 치유 의학'을 실현하는 그날을 위해, 나는 오늘도 한 걸음씩 나아가고 있다.

고대인에게 보내는 답장

서양의학은 지난 한 세기 동안 인류에게 눈부신 기여를 해왔다. 생명을 위협하던 감염병은 항생제로 제압되었고, 장기의 기능이 멈춘 이들은 인공 장비와 수술로 다시 삶을 이어갔다. 의학은 분명히 인간의 수명을 늘렸고, 때로는 삶의 질마저 개선시켰다. 그러나 그 빛나는 성취의 이면에서, 유독 한 분야만은 발전이 더뎠다. 바로 정신질환이다. 정신과 약물의 처방이 기하급수적으로 늘어났고, 각국 정부의 예산도 수십 배로 증가했지만, 전 세계 인류의 정신건강 지표는 오히려 악화되었고, 정신장애를 가진 이들의 재입원율은 줄어들지 않았다. 〈약이 병이 되는 시대〉와 〈매드인 아메리카〉의 저자 로버트 휘태커, 〈정신병을 팝니다〉의 저자 제임스 데이비스는 이 같은 사실을 방대한 통계와 역사적 분석을 통해 밝혀냈다. 그는 "정신의학은 치료가 아닌 순응을 만들었다"라고 날카롭게 비판했으며, 그 주장에 많은 학자와 환자들이 공감하고 있다. 그의 책은 정신의학의 구조적 문제를 고발하는 데 그치지 않고, 우리가 정말 환자를 치료하고 있는지에 대해 근본적인 질문을 던진다. 나는 이 책을 처음 접했을 때, 40년간 내게 축적된 임상 데이터와 통찰이 그 질문에 하나의 응답이 될 수 있다는 생각을 하게 되었다.

나는 한의사이지만, 전통만을 고수하는 폐쇄적인 사고에 갇힌 사람은 아니다. 오히려 18세 때의 질병과 죽음 직전까지 갔던 나의 체험은, 나를 어떤 이론이나 이념보다 환자의 고통에 먼저 반응하는 사람으로 만들었다. 정신질환을 단지 뇌의 문제로 축소하지 않고, 존재 전체의 무너짐으로 바라보는 접근이야말로 치유의 본질에 더 가깝다고 나는 믿는다. 정신질환은 단순히 '고장 난 부위'에 약을 투입한다고 회복되지 않는다. 마음이 부서진 사람은 자기 이야기를 들려줄 공간이 필요하고, 자기 고통이 어디에서 시작되었는지를 천천히 들여다볼 시간이 필요하다. 나는 한의학의 고대 텍스트인 〈상한론〉에서 그 실마리를 발견했다. 〈상한론〉은 단순히 육체의 병만을 말하지 않는다. 몸과 마음, 인간이 환경과 맺는 관계까지를 아우르는 치유의 구조를 담고 있다.

고대인으로부터 온 편지

나는 수천 번의 임상을 통해, 고대의 이 책이 오늘날 정신질환을 치유하는 데 더없이 강력한 도구가 될 수 있음을 체험했다. 그것은 마치 고대인이 현대인들에게 보내는 편지 같았다. "증상을 가리지 말고, 근원을 찾아라." "생명을 다루되, 이야기부터 들어라." 그런 메시지를 나는 책을 통해, 환자와의 만남을 통해 계속 받아왔다.

그 메시지를 보다 구체적인 패러다임으로 정립한 것이 바로 '소울루션Soulution'이다. 단순한 대증 치료가 아니라, 병이 생긴 원인을 진단하고, 그것을 해소하며, 다시 환경에 적응하도록 돕고, 끝내 재발 없이 삶을 살아가게 하는 네 단계의 치료 체계. 이는 단순히 이론적인 도식이 아니라, 수많은 환자가 내 진료실에서 경험한 실제 이야기다. 그러나 어느 순간, 나는 이 체계를 나만의 것으로 끝내서는 안 된다고 생각하게 되었다. 내 경험과 신념을 이어받을 다음 세대가 필요했다. 미국 UIUC 대학교에서 화학을 전공한 후, 10월10일 한의원 강남점을 맡고 있는 나의 아들 노대현 원장이 바로 그 바통을 이어받은 사람이다. 그는 나보다 더 치밀하게, 더 논리적으로, 더 글로벌한 감각으로 이 치유의 패러다임을 이해하고자 했다. 그리고 마침내 그는 로버트 휘태커와 직접 대담을 나눴다. 그 자리에서 그는 휘태커가 제기한 문제들에 대해 한의학적 관점에서, 소울루션이라는 모델을 통해 구체적인 대안을 제시했다. "당신이 찾고 있던 치료의 빈칸이 바로 여기 있다." 그 순간은 단순한 대담을 넘어, 서양 정신의학의 비판적 사유와 동양의 치유 서사가 만나는 지점이었고, 동시에 한 세대가 다음 세대에게 치유의 지혜를 넘기는 상징적 장면이었다.

나는 이제 '통합의학' 혹은 더 정확히 말하자면 '융합 의학'이라는 이름으로 새로운 시대의 정신의학이 시작되어야 한다고 믿는다. 서양의학은 응급에 강하고, 한의학은 원인 치료에 강하다. 전자는 빠르지만 얕고, 후자는 더디지만 깊다. 이 둘이 화해하고 조화를 이룰 때, 우리는 비로소 환자를 온전하게 회복시킬 수 있다. 문제는 체계나 제도가 아니라, 치유자를 향한 환자의 신뢰와 삶 전체를 회복시키려는 의지다. 휘태커는 약이 병이 되는 시대를 경고했지만, 나는 이제 병이 약이 될 수도 있다는 가능성을 보았다. 고통받았던 내 청춘이, 실패했던 수많은 처방이, 버림받았던 환자들의 눈물들이, 결국 이 '소울루션'이라는 이름의 구조를 만들어냈고, 그것이 이제 아들에게로, 그리고 미래의 의사들과 환자들에게로 이어지고 있다. 〈상한론〉은 중국에서 수입되었지만, 대한민국에서 부활했고, 이 책은 '상한 의학'을 통해 한국이 더 이상 지식 수입국이 아닌, 정신질환 치료의 지식 생산국으로 도약하는 출발점이 될 것이다. 이것이 'K-SOUL'이라는 새로운 정신치유 모델의 시작이자 선언이다.

정신질환은 더 이상 서구의 이론과 약물만으로 설명할 수 없는 시대에 진입했다. 기술은 발달했지만 인간의 내면은 더 황폐해졌고, AI가 인간의 노동을 대체할수록 인간의 존재는 더 흔들리고 있다. 이 시대야말로 고대의 지혜가 다시 호출되는 시대이며, 진짜 치유가 필요한 시대다. 정신질환은 더 이상 '질병'만이 아니다. 그것은 인간 존재 자체가 흔들릴 때, 내면의 균형이 무너질 때 발생하는 '붕괴의 신호'다. 나는 고대인의 목소리에서, 그리고 내 삶과 수천 명의 환자의 여정에서 그 신호를 이해하는 법을 배웠다. 이제는 그 모든 축적의 결과를 다음 세대가 해석하고 실현할 차례다. 나는 지난 40년 동안 내 의술의 본질을 환자와 더불어 찾아왔다. 이 책은 그 과정의 증거이며, 동시에 그 다음을 위한 안내서다. 내 삶의 가장 깊은 부분을 응축한 이 구조가, 이 이야기가, 누군가의 삶을 되돌리고 누군가의 무의식에 울림을 줄 수 있다면, 그것으로 나는 충분하다.

자, 이제 내가 열어보게 된 이 '고대인이 보낸 편지'를 당신에게 그대로 전달하려 한다.

정신건강을 지켜내는 가장 오래된 지혜

고대인으로부터 온 편지

초판 1쇄 인쇄 2025년 6월 3일
초판 1쇄 발행 2025년 6월 10일

지은이 노영범
발행인 전익균

이사 정정오, 윤종옥, 김기충
기획 조양제
편집 김혜선, 전민서, 백서연
디자인 페이지제로
관리 이지현, 김영진
마케팅 (주)새빛컴즈
유통 새빛북스

펴낸곳 도서출판 새빛
전화 (02) 2203-1996, (031) 427-4399 **팩스** (050) 4328-4393
출판문의 및 원고투고 이메일 svcoms@naver.com
등록번호 제215-92-61832호 **등록일자** 2010. 7. 12

값 22,000원
ISBN 979-11-94885-05-4 03510